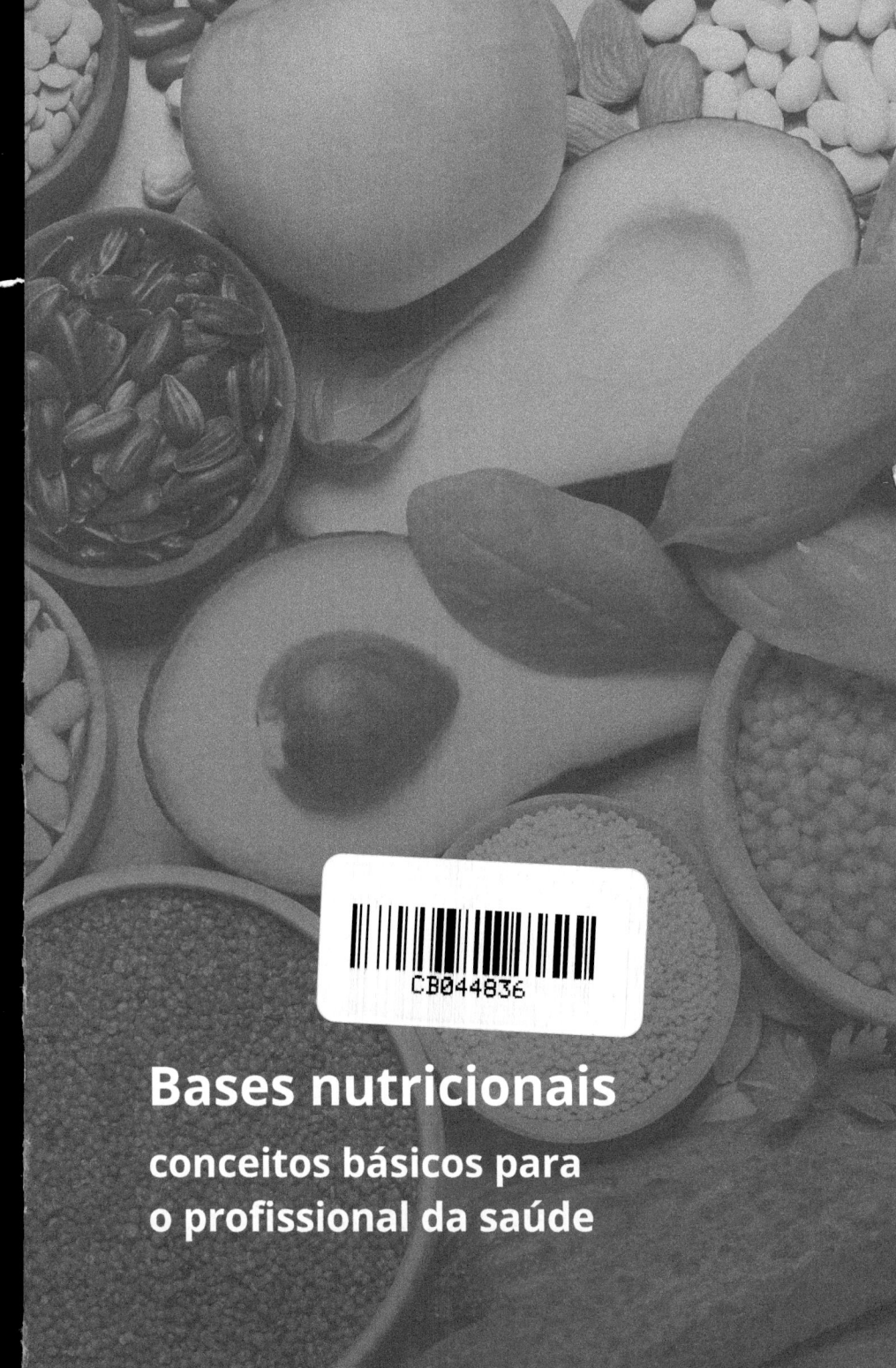

Bases nutricionais
conceitos básicos para
o profissional da saúde

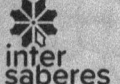

Bases nutricionais
conceitos básicos para o profissional da saúde

Alisson David Silva
Ana Paula Garcia Fernandes dos Santos

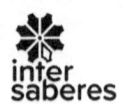

Rua Clara Vendramin, 58 . Mossunguê . CEP 81200-170
Curitiba . PR . Brasil . Fone: (41) 2106-4170
www.intersaberes.com . editora@intersaberes.com

Conselho editorial
Dr. Alexandre Coutinho Pagliarini
Drª Elena Godoy
Dr. Neri dos Santos
Mª Maria Lúcia Prado Sabatella

Editora-chefe
Lindsay Azambuja

Gerente editorial
Ariadne Nunes Wenger

Assistente editorial
Daniela Viroli Pereira Pinto

Preparação de originais
Fabrícia E. de Souza

Edição de texto
Palavra do Editor
Camila Rosa

Capa
Luana Machado Amaro (*design*)
Natalia Lisovskaya/Shutterstock (imagem)

Projeto gráfico
Charles L. da Silva (*design*)
New Africa e Oksana Mizina/Shutterstock (imagens)

Diagramação
Bruno Palma e Silva

Designer **responsável**
Luana Machado Amaro

Iconografia
Regina Claudia Cruz Prestes
Sandra Lopis da Silveira

Dados Internacionais de Catalogação na Publicação (CIP)
(Câmara Brasileira do Livro, SP, Brasil)

Silva, Alisson David
    Bases nutricionais : conceitos básicos para o profissional da saúde / Alisson David Silva, Ana Paula Garcia Fernandes dos Santos. – Curitiba, PR : Editora Intersaberes, 2023.

    Bibliografia.
    ISBN 978-85-227-0408-8

    1. Avaliação nutricional 2. Cardápios - Planejamento 3. Nutrição - Aspectos da saúde 4. Nutricionistas - Formação profissional 5. Profissionais da saúde - Formação profissional I. Santos, Ana Paula Garcia Fernandes dos. II. Título.

CDD-613.2   CDD-613.2
                                                                             NLM-QU145

Índices para catálogo sistemático:
1. Nutrição 613.2

Eliete Marques da Silva - Bibliotecária - CRB-8/9380

1ª edição, 2023.
Foi feito o depósito legal.

Informamos que é de inteira responsabilidade dos autores a emissão de conceitos.

Nenhuma parte desta publicação poderá ser reproduzida por qualquer meio ou forma sem a prévia autorização da Editora InterSaberes.

A violação dos direitos autorais é crime estabelecido na Lei n. 9.610/1998 e punido pelo art. 184 do Código Penal.

Sumário

7	*Apresentação*
9	*Como aproveitar ao máximo este livro*

Capítulo 1
13	**Macronutrientes**
16	1.1 Carboidratos
24	1.2 Proteínas
31	1.3 Lipídios
36	1.4 Água: essencial para o organismo humano
37	1.5 Valor energético e densidade energética dos alimentos
38	1.6 Leis fundamentais da alimentação

Capítulo 2
45	**Micronutrientes**
48	2.1 Vitaminas lipossolúveis
59	2.2 Vitaminas hidrossolúveis
83	2.3 Minerais

Capítulo 3
119	**Nutrição nas fases da vida**
121	3.1 Nutrição na gestação e na lactação
126	3.2 Nutrição na infância
130	3.3 Nutrição na adolescência
131	3.4 Nutrição na fase adulta
134	3.5 Idade avançada

Capítulo 4
139 **Recomendações dietéticas para indivíduos, coletividades e patologias**
142 4.1 Composição do cardápio
144 4.2 Estratégias para elaboração de cardápios
144 4.3 Alimentação do trabalhador
146 4.4 Alimentação escolar
149 4.5 Restaurantes comerciais
151 4.6 Eventos
152 4.7 Elaboração de cardápio para pessoas com patologias

Capítulo 5
157 **Avaliação nutricional**
159 5.1 Objetivo da avaliação nutricional
160 5.2 Métodos de avaliação nutricional
161 5.3 Exame físico
163 5.4 Antropometria
169 5.5 Exames bioquímicos
170 5.6 Inquéritos alimentares

177 *Considerações finais*
179 *Referências*
185 *Respostas*
189 *Sobre os autores*

Apresentação

A nutrição é uma ciência mutável, que sofre alterações frequentes com o avanço da tecnologia e o refinamento das pesquisas científicas. Assim, o desenvolvimento de obras na área é de suma importância para a atualização de acadêmicos e profissionais. Neste livro, abordaremos os principais conceitos relacionados às bases nutricionais, ou seja, temas introdutórios da nutrição, para que o leitor possa iniciar seus estudos. Com esse objetivo, organizamos os conteúdos em cinco capítulos.

O Capítulo 1 tratará da nutrição humana sob o ponto de vista dos processos relacionados à obtenção de nutrientes pelos seres humanos por meio da alimentação. Discorreremos sobre os macronutrientes, as leis que fundamentam a nutrição e as diferenças entre o valor energético e a densidade calórica dos alimentos.

O Capítulo 2 enfocará os diferentes micronutrientes que compõem a alimentação e as demandas específicas para grupos populacionais, descrevendo as particularidades de cada um.

O Capítulo 3 terá como foco a nutrição nas diferentes fases da vida, sendo analisada a aplicabilidade aos indivíduos e aos grupos de todas as faixas etárias e classes sociais. Portanto, serão apresentadas a fisiologia e as necessidades nutricionais na gravidez e na lactação, na infância, na adolescência, na fase adulta e no idoso.

O Capítulo 4 versará sobre o planejamento de cardápios para indivíduos e coletividades, indicando-se quais são os critérios para o desenvolvimento desse instrumento e como realizar isso de modo eficiente na prática profissional.

O Capítulo 5 apresentará as principais técnicas envolvidas na avaliação nutricional de indivíduos e populações, destacando-se os métodos mais atuais de avaliação do consumo alimentar e do estado nutricional.

Esperamos que, com este livro, você possa se aprofundar nos temas propostos e que venha a utilizá-lo como ferramenta essencial de estudo e trabalho.

Boa leitura!

Como aproveitar ao máximo este livro

Empregamos nesta obra recursos que visam enriquecer seu aprendizado, facilitar a compreensão dos conteúdos e tornar a leitura mais dinâmica. Conheça a seguir cada uma dessas ferramentas e saiba como estão distribuídas no decorrer deste livro para bem aproveitá-las.

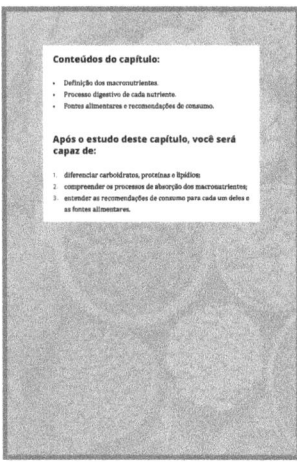

Conteúdos do capítulo:

Logo na abertura do capítulo, relacionamos os conteúdos que nele serão abordados.

Após o estudo deste capítulo, você será capaz de:

Antes de iniciarmos nossa abordagem, listamos as habilidades trabalhadas no capítulo e os conhecimentos que você assimilará no decorrer do texto.

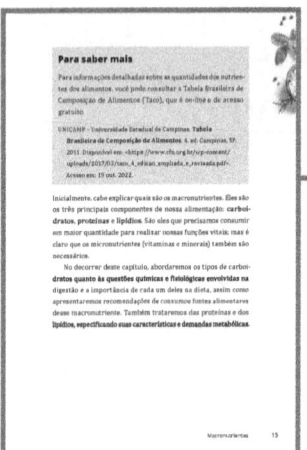

Para saber mais

Sugerimos a leitura de diferentes conteúdos digitais e impressos para que você aprofunde sua aprendizagem e siga buscando conhecimento.

Estudo de caso

Nesta seção, relatamos situações reais ou fictícias que articulam a perspectiva teórica e o contexto prático da área de conhecimento ou do campo profissional em foco, com o propósito de levá-lo a analisar tais problemáticas e a buscar soluções.

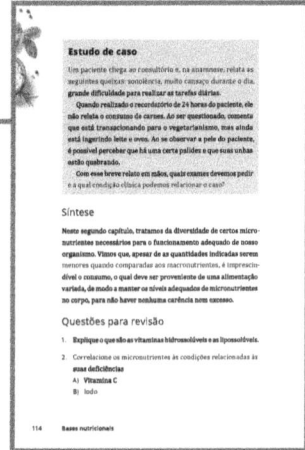

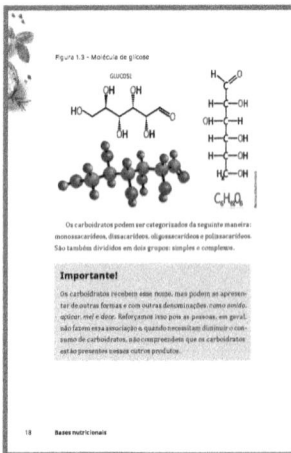

Importante!

Algumas das informações centrais para a compreensão da obra aparecem nesta seção. Aproveite para refletir sobre os conteúdos apresentados.

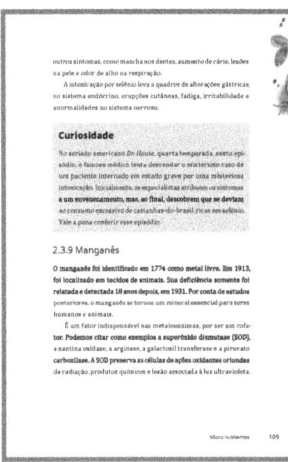

Curiosidade

Nestes boxes, apresentamos informações complementares e interessantes relacionadas aos assuntos expostos no capítulo.

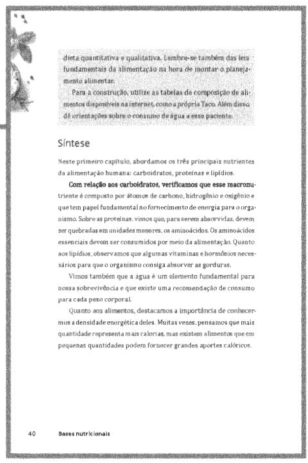

Síntese

Ao final de cada capítulo, relacionamos as principais informações nele abordadas a fim de que você avalie as conclusões a que chegou, confirmando-as ou redefinindo-as.

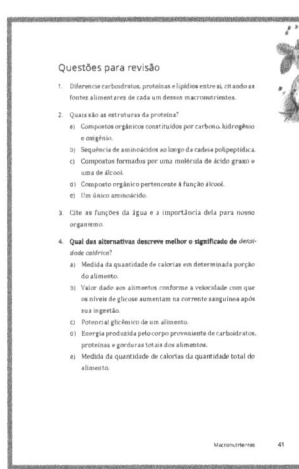

Questões para revisão

Ao realizar estas atividades, você poderá rever os principais conceitos analisados. Ao final do livro, disponibilizamos as respostas às questões para a verificação de sua aprendizagem.

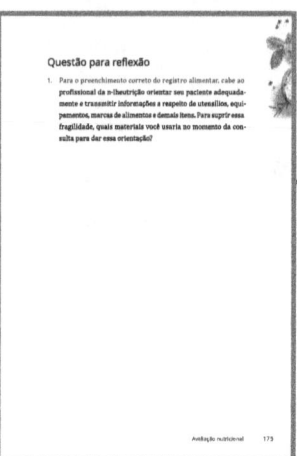

Questões para reflexão

Ao propormos estas questões, pretendemos estimular sua reflexão crítica sobre temas que ampliam a discussão dos conteúdos tratados no capítulo, contemplando ideias e experiências que podem ser compartilhadas com seus pares.

Capítulo 1
Macronutrientes

Conteúdos do capítulo:

- Definição dos macronutrientes.
- Processo digestivo de cada nutriente.
- Fontes alimentares e recomendações de consumo.

Após o estudo deste capítulo, você será capaz de:

1. diferenciar carboidratos, proteínas e lipídios;
2. compreender os processos de absorção dos macronutrientes;
3. entender as recomendações de consumo para cada um deles e as fontes alimentares.

Para saber mais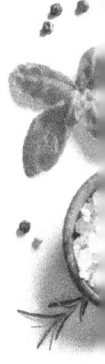

Para informações detalhadas sobre as quantidades dos nutrientes dos alimentos, você pode consultar a Tabela Brasileira de Composição de Alimentos (Taco), que é *on-line* e de acesso gratuito.

UNICAMP – Universidade Estadual de Campinas. **Tabela Brasileira de Composição de Alimentos.** 4. ed. Campinas, SP, 2011. Disponível em: <https://www.cfn.org.br/wp-content/uploads/2017/03/taco_4_edicao_ampliada_e_revisada.pdf>. Acesso em: 19 out. 2022.

Inicialmente, cabe explicar quais são os macronutrientes. Eles são os três principais componentes de nossa alimentação: **carboidratos**, **proteínas** e **lipídios**. São eles que precisamos consumir em maior quantidade para realizar nossas funções vitais; mas é claro que os micronutrientes (vitaminas e minerais) também são necessários.

No decorrer deste capítulo, abordaremos os tipos de carboidratos quanto às questões químicas e fisiológicas envolvidas na digestão e a importância de cada um deles na dieta, assim como apresentaremos recomendações de consumoe fontes alimentares desse macronutriente. Também trataremos das proteínas e dos lipídios, especificando suas características e demandas metabólicas.

Figura 1.1 – Macronutrientes

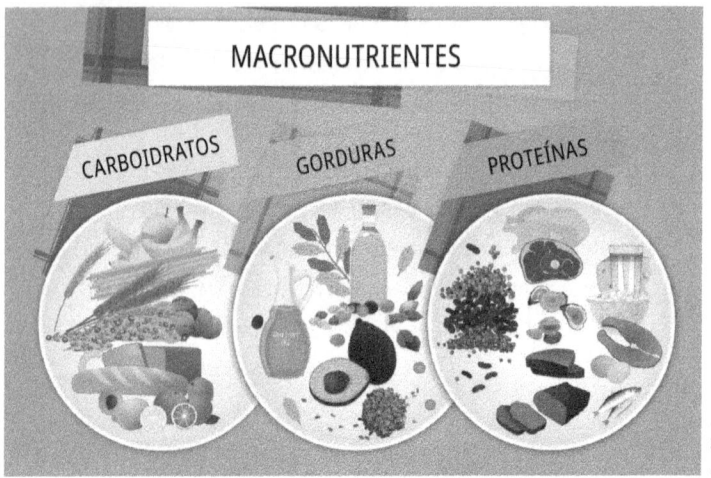

Double Brain/Shutterstock

1.1 Carboidratos

Os carboidratos são as moléculas mais abundantes no planeta Terra. Estão presente de diversas maneiras: nos vegetais, são produzidos por meio da fotossíntese; nos insetos e nos crustáceos, têm a função de proteção, como no exoesqueldo eto; são componentes da celulose e também fazem parte do DNA e RNA (desoxirribose e ribose). Ao longo da história, a utilização dos carboidratos se deu primeiramente por conta de sua função como adoçante e depois na alimentação em si, isso porque o homem passou a dominar a agricultura, cultivando diversas espécies de plantas, como arroz, cana-de-açúcar, aveia e outras fontes de carboidratos.

Figura 1.2 – Exoesqueleto dos besouros, formado por carboidratos

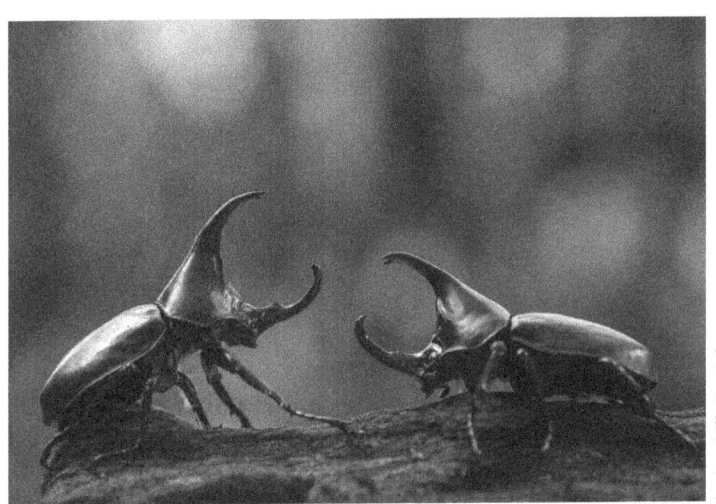

Os carboidratos são constituídos de carbono, hidrogênio e oxigênio, sob uma relação molar esta:r de 1:2:1. A fórmula mais comumente vista para os carboidratos é

$$C_n(H_2O)_n$$

Como exemplo, temos a glucose, comumente chamada de *glicose*, com sua estrutura tridimensional e seu esqueleto carbônico.

Figura 1.3 – Molécula de glicose

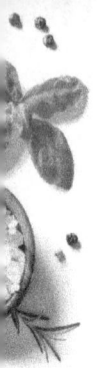

Os carboidratos podem ser categorizados da seguinte maneira: monossacarídeos, dissacarídeos, oligossacarídeos e polissacarídeos. São também divididos em dois grupos: simples e complexos.

Importante!

Os carboidratos recebem esse nome, mas podem se apresentar de outras formas e com outras denominações, como *amido*, *açúcar*, *mel* e *doce*. Reforçamos isso pois as pessoas, em geral, não fazem essa associação e, quando necessitam diminuir o consumo de carboidratos, não compreendem que os carboidratos estão presentes nesses outros produtos.

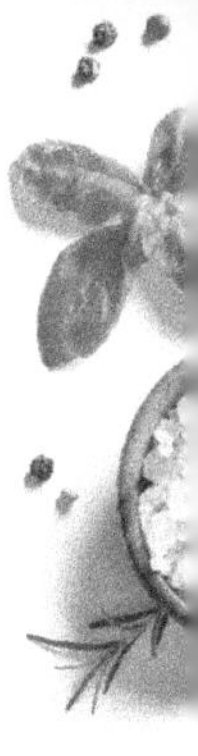

Monossacarídeos e dissacarídeos

Os **monossacarídeos** são a unidade básica dos carboidratos, e a junção deles forma moléculas maiores. Eles contêm em sua estrutura de 3 a 7 carbonos. Os monossacarídeos mais comuns em nossa alimentação são a glicose, a frutose e a galactose. A glicose é a preferida de nosso organismo, principalmente para o cérebro. A frutose é a mais doce, encontrada nas frutas principalmente, muito utilizada na indústria; um exemplo disso é o xarope de milho. A galactose é produzida pela hidrólise da lactose.

Os **dissacarídeos** são formados pela ligação entre dois monossacarídeos, o que gera um novo composto. Os mais habituais na dieta são a maltose, a lactose e a sacarose. A maltose é formada por duas moléculas de glicose. A lactose é resultante da união da glicose com a galactose. A sacarose é o famoso açúcar de mesa, formada por uma molécula de glicose e uma de frutose, conforme representado na figura a seguir.

Figura 1.4 – Formação da sacarose

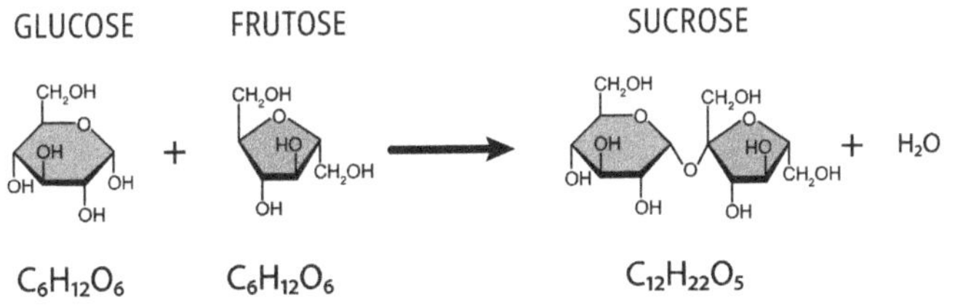

GLUCOSE   FRUTOSE   SUCROSE

$C_6H_{12}O_6$ + $C_6H_{12}O_6$ $\longrightarrow$ $C_{12}H_{22}O_5$ + H_2O

Ali DM/Shutterstock

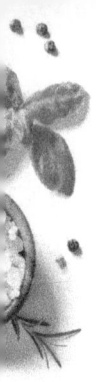

Oligossacarídeos e polissacarídeos

Os **oligossacarídeos** têm em sua estrutura de 3 a 9 moléculas de monossacarídeos. São frequentemente doces e hidrossolúveis. Os mais conhecidos são a maltodextrina, utilizada no meio esportivo por ter rápida absorção. A rafinose e a estaquiose são outros exemplos e podem ser encontradas nas leguminosas principalmente. Os fruto-oligossacarídeos, ou FOS, são moléculas de glicose e frutose associadas por ligações do tipo beta. Esse tipo de ligação não é hidrolisado no intestino, por isso os FOS são considerados fibras alimentares.

Por fim, os **polissacarídeos** são polímeros maiores, com mais de 9 moléculas de monossacarídeos. Como destaque, podemos citar o amido, um dos polissacarídeos mais conhecidos e utilizados na alimentação de diferentes culturas. Formado por unidades de glicose, o amido é composto de dois homopolímeros, a amilose e a amilopectina. A amilose é a união da glicose por ligações lineares do tipo 1 – 4, e a amilopectina são ligações do tipo 1 – 6 e 1 – 4, conforme mostra a figura a seguir. As plantas contêm ambos os tipos de homopolímeros, e a proporção de amilose e amilopectina pode variar de acordo com a espécie.

Figura 1.5 – Formação dos homopolímeros: amilose e amilopectina

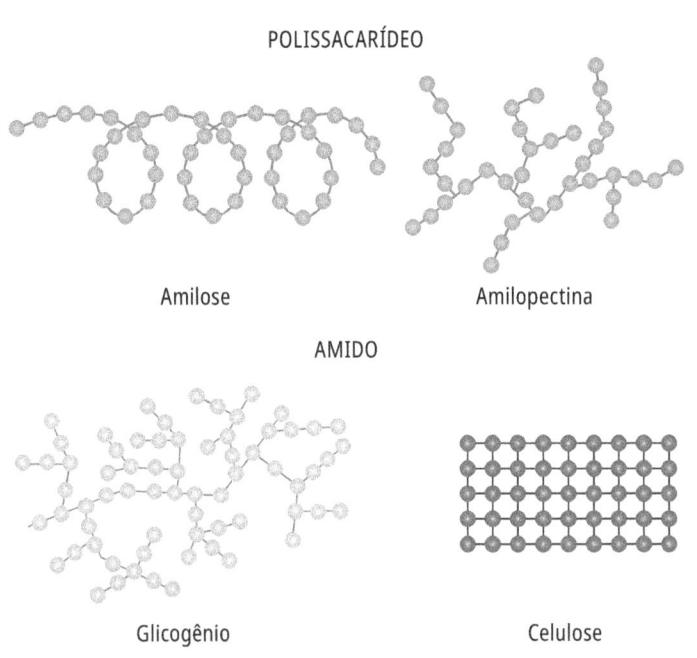

Tal como as plantas, os animais também têm sua fonte de reserva energética, que, nesse caso, é o glicogênio. O glicogênio nada mais é do que várias moléculas de glicose ligadas entre si, hidrolisadas quando necessário. Ele pode ser estocado nos músculos (glicogênio muscular), sendo utilizado nos exercícios físicos. É responsável por manter a energia, pela ressíntese de adenosina trifosfato (ATP), prolongando assim o tempo de atividade física. A outra reserva de glicogênio se dá no fígado (glicogênio hepático), sendo responsável por manter os níveis basais de glicose no sangue. Em estado de jejum prolongado, essa reserva é acionada, liberando a glicose para o plasma.

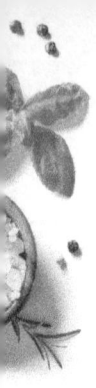

1.1.1 Digestão dos carboidratos

Para compreender o processo digestivo, é preciso entender que, para conseguirmos absorver os carboidratos, eles precisam ser clivados em moléculas menores, ou seja, não conseguimos absorver os polissacarídeos – eles têm de ser quebrados. Iniciamos a digestão do carboidrato pela boca, com o processo da enzima amilase salivar, a qual começa a hidrólise do carboidrato. No estômago, essa enzima é inativa porque o pH é abaixo de 4 e, por processos mecânicos, o bolo alimentar se mistura ao ácido gástrico.

O produto resultante segue para o intestino delgado, no qual o pH sofre alteração, o que permite a ação das enzimas amilase pancreática e glicoamilase, que continuam a degradação dos carboidratos. Os polissacarídeos já foram quebrados em moléculas menores e, **como podemos observar na próxima figura, isso faz com que as microvilosidades presentes consigam absorver essas moléculas.**

Figura 1.6 – Lúmen intestinal

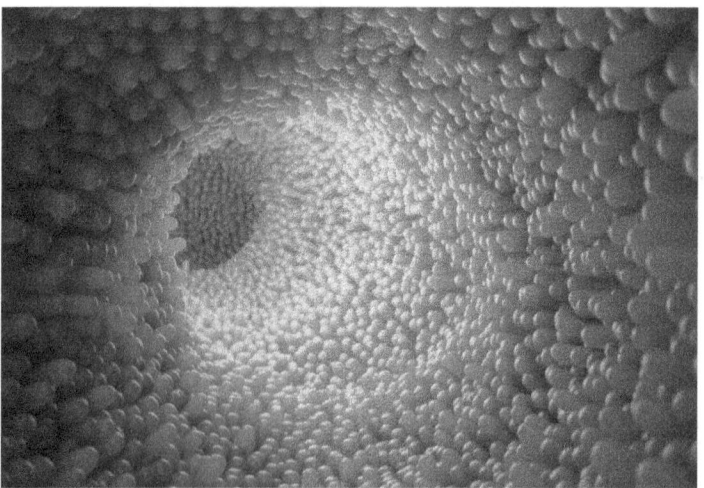

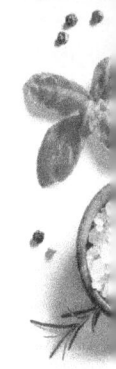

Nesse momento, o que não é absorvido no intestino delgado são as fibras alimentares e o amido resistente. As fibras são resistentes à hidrólise das enzimas digestivas e têm a ação de acelerar o trânsito intestinal, promover o aumento da saciedade e reduzir a absorção de substâncias químicas.

O amido resistente é semelhante às fibras: são grânulos de amido que acabam por escapar das enzimas digestórias. Porém, ambos os produtos ingressam no intestino grosso, no qual ocorre a fermentação colônica, e os efeitos podem variar conforme o tipo de fibra do alimento.

1.1.2 Fontes alimentares e recomendações de carboidratos

Os carboidratos estão largamente distribuídos em nossa alimentação. O mais importante é saber a fonte e as quantidades que estamos consumindo. Na tabela a seguir, listamos alguns alimentos e a respectiva quantidade de carboidratos em 100 g.

Tabela 1.1 – Porção de carboidratos em 100 g

Alimentos	Carboidratos (g/100 g)
Abacate, cru	6,0
Abacaxi, cru	12,3
Arroz tipo 1, cozido	28,1
Arroz integral, cozido	25,8
Aveia, flocos, crua	66,6
Banana prata	26,0
Batata inglesa, cozida	11,9
Batata doce, cozida	18,4
Pão, trigo, francês	58,6
Pão, trigo, forma, integral	49,9

(continua)

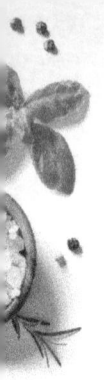

(Tabela 1.1 – conclusão)

Alimentos	Carboidratos (g/100 g)
Manga, Palmer, crua	19,4
Melancia, crua	8,1
Uva rubi	12,7

Fonte: Elaborado com base em Unicamp, 2004.

Quanto às recomendações de carboidratos, existe uma faixa de distribuição aceitável de macronutrientes (AMDR) que varia entre 45% e 65% da ingestão total de energia. Por exemplo, em uma dieta de 2.000 kcal, se a pessoa consumir 45% de carboidratos, isso equivalerá a 900 kcal de sua dieta (1 g de carboidrato = 4 kcal). Assim, para descobrir a quantas gramas corresponde o consumo, é necessário dividir 900 por 4:

> 900 kcal / 4 kcal = 225 g de carboidratos

Mantendo-se o percentual nessa faixa, é possível adequar a quantidade de carboidratos conforme a necessidade da pessoa, no caso de pessoas saudáveis. Quando a pessoa tem alguma patologia específica, é preciso rever e adaptar essas recomendações.

1.2 Proteínas

As proteínas são as macromoléculas mais abundantes nos seres vivos, por isso são essenciais para o funcionamento do organismo. Desempenham diversas funções em nosso corpo: funções enzimáticas, hormonais, no sistema imune, de formação estrutural, no movimento muscular e na recuperação tecidual.

A proteína é formada por aproximadamente 20 aminoácidos. Por isso, para entender a constituição da proteína, é preciso compreender os aminoácidos, que são sua menor parte.

Aminoácidos

Antes de se formar a proteína em si e de ela passar a ter uma função biológica, essa estrutura é constituída de aminoácidos. Em uma analogia, seria como se os aminoácidos fossem os tijolos, e a proteína, a parede pronta. Os aminoácidos são constituídos por carbono, oxigênio, **nitrogênio e nitrogênio**. Como ilustra a figura a seguir, eles ainda apresentam um grupamento radical ou R, o qual vai diferenciar os aminoácidos entre si.

Figura 1.7 – Constituição dos aminoácidos

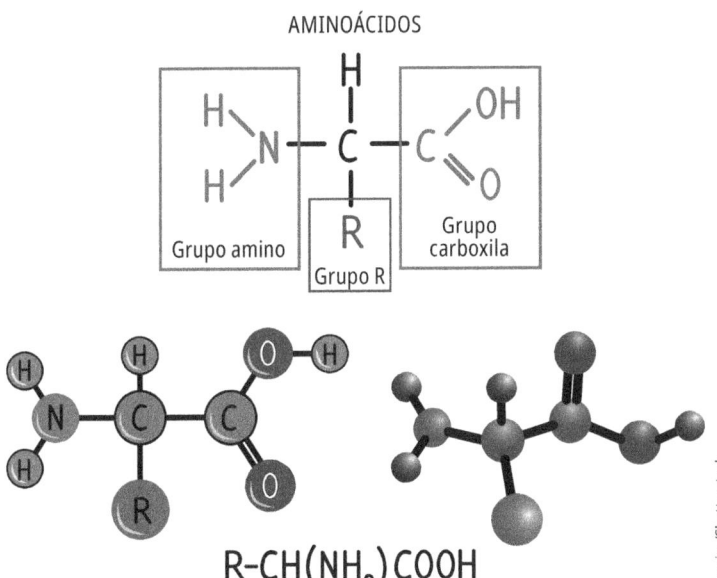

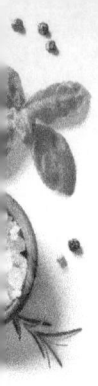

Como é possível perceber, além do grupamento radical, há dois outros grupamentos, a carboxila e o amina, que são responsáveis pelas ligações peptídicas entre os aminoácidos. Para a nutrição, a classificação mais significativa é a que abrange os aminoácidos essenciais e não essenciais: os essenciais são aqueles que nosso corpo não consegue produzir, ou seja, que precisamos consumir em nossa alimentação; os não essenciais são sintetizados pelo nosso organismo.

Quadro 1.1 – Classificação dos aminoácidos

Aminoácidos não essenciais	Aminoácidos essenciais
Alanina	Histidina
Arginina	Isoleucina
Asparagina	Leucina
Ácido aspártico	Lisina
Asparagina	Metionina
Cisteína	Fenilalanina
Ácido glutâmico	Treonina
Glutamina	Triptofano
Glicina	Valina
Prolina	
Serina	
Tirosina	

É importante ressaltar que os aminoácidos não essenciais, apesar de produzidos pelo organismo, em casos de doenças ou circunstâncias graves, podem ser requeridos em quantidades maiores do que a usual e, assim, pode ser necessária uma suplementação; isso, porém, depende de cada caso.

Para entender a construção da proteína em si, é preciso compreender as questões estruturais. Os aminoácidos vão se ligando entre si com uma determinada sequência, e isso é o que difere a proteína que nosso organismo quer montar. Logo, inicialmente, forma-se a ligação de dois aminoácidos, compondo um dipeptídeo; com três, constitui-se um tripeptídeo, e assim por diante, até a formação de um polipeptídio, que é uma molécula maior, que configura a proteína. Nesse processo, a proteína vai ganhando forma tridimensional e passa a ter função biológica ativa. Existem quatro estruturas de proteína. Observe a figura a seguir.

Figura 1.8 – Estruturas daproteínas

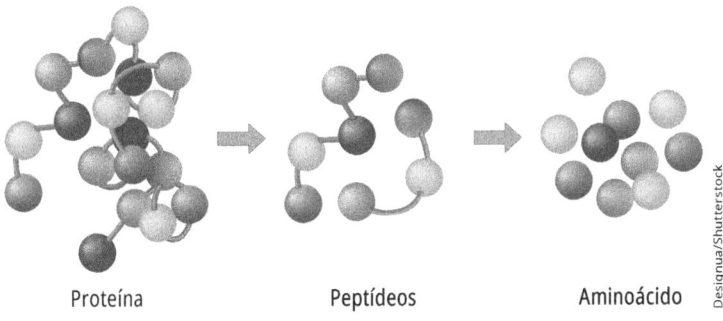

Proteína   Peptídeos   Aminoácido

Designua/Shutterstock

As estruturas da proteína são:

- **Estrutura primária**: é a estrutura básica de uma molécula de proteína. É nessa estrutura que os aminoácidos se ligam por ligações peptídicas.
- **Estrutura secundária**: como os aminoácidos apresentam polaridades diferentes, razão pela qual sua sequência é fundamental, eles começam a se rotacionar e adquirir formas de alfa-hélice ou folhas beta pregueadas, formando a estrutura secundária.

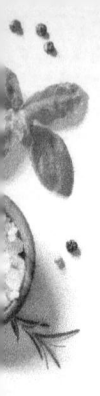

- **Estrutura terciária**: a proteína adquire a forma tridimensional. Ocorre a interação dos aminoácidos, e eles podem apresentar formas fibrosas ou globulares.
- **Estrutura quaternária**: é a junção de estruturas terciárias, para reduzir a exposição do conteúdo hidrofóbico, permitindo a ação funcional da proteína.

1.2.1 Digestão das proteínas

Da mesma maneira que os carboidratos, as proteínas são moléculas grandes e precisam ser hidrolisadas para que nosso organismo consiga absorvê-las, ou seja, precisamos reduzi-las em aminoácidos, como mostra a próxima figura.

Figura 1.9 – Digestão proteica

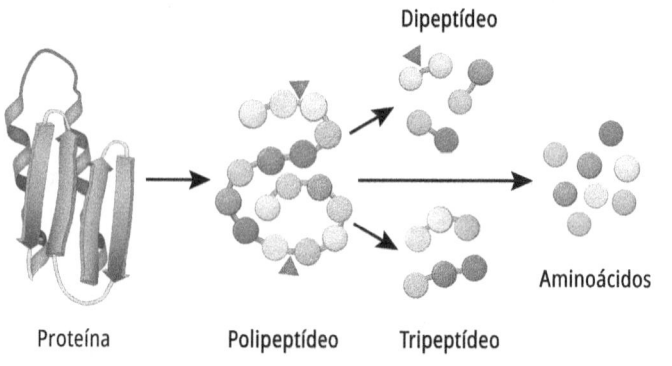

A fim de que a digestão ocorra, a proteína precisa passar pela ação de desnaturação, que nada mais é do que a reversão do processo estrutural, quando ela passa da estrutura quaternária para a primária. Por conta disso, primeiramente, na boca acontecem a trituração mecânica e a umidificação pela saliva, mas não ocorre a ação de uma enzima nessa fase.

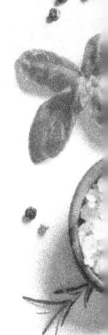

Na sequência da deglutição, no estômago, em razão do pH ácido, acontece a desnaturação das proteínas, que facilita a ação enzimática e também fragmenta as proteínas em filamentos menores. Porém, esse processo é limitado por causa da quantidade de enzimas e, assim, o processo de digestão da proteína pode demorar mais tempo.

Posteriormente, no intestino delgado, por meio da enzima enteroquinase, ocorre a conversão do tripsinogênio em tripsina, a qual age nas proteínas, particionando-as em peptídeos menores e aminoácidos, de modo a facilitar a absorção pelos enterócitos. No intestino delgado, acontece a maior absorção das proteínas; ao intestino grosso chega somente um residual, que acaba por ser fermentado no cólon e posteriormente excretado.

1.2.2 Fontes alimentares e recomendações de proteínas

As fontes mais comuns de proteínas são de origem animal: carnes, aves, ovos, leites, entre outras. Contudo, com o crescimento constante do vegetarianismo, as fontes vegetais vêm ganhando mais espaço e mostrando-se potencialmente comparáveis com as fontes animais. As proteínas animais têm os aminoácidos essenciais, e as de fontes vegetais apresentam algum aminoácido limitante, mas essa questão é solucionada quando combinamos os vegetais, como arroz com feijão, que se complementam. O arroz tem a lisina como limitante, e o feijão, a metionina, por isso juntos conseguem ser completos. Na tabela a seguir, podemos observar alguns alimentos e a respectiva quantidade de proteínas em 100 g.

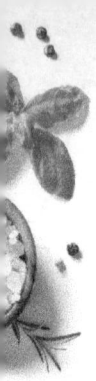

Tabela 1.2 – Quantidade de proteínas em 100 g de alimentos

Alimentos	Proteínas (g/100g)
Carne, bovina, coxão mole, sem gordura, cru	21,2
Frango, peito, com pele, cru	20,8
Ovo de galinha	13,0
Merluza, filé, cru	16,6
Arroz, tipo 1, cru	7,2
Feijão preto, cru	21,3
Grão de bico, cru	21,2
Lentilha, cozida	6,3
Soja, farinha	36,0

Fonte: Elaborado com base em Unicamp, 2004.

As recomendações de consumo de proteínas podem variar conforme a faixa etária, como indica a próxima tabela.

Tabela 1.3 – Distribuição de proteínas segundo a AMDR

Faixa etária	Quantidade (%)*
De 1 a 3 anos	5 a 20%
Crianças e adolescentes	10 a 30%
Adultos e idosos	10 a 35%

* O percentual é correspondente ao valor energético total (VET).
Fonte: Elaborado com base em Dietary..., 2022.

Partindo-se do mesmo princípio considerado no casos dos carboidratos, na dieta de 2.000 kcal, um adulto que consuma 30% de proteínas terá um total de 600 kcal de proteína ou 150 g (1 g de proteína = 4 kcal).

1.3 Lipídios

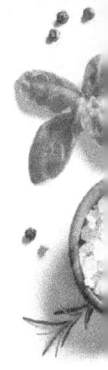

A classe dos lipídios apresenta insolubilidade em água, diferentemente dos outros macronutrientes, que são solúveis em água e em solventes orgânicos, como acetona, éter e clorofórmio.

Quimicamente, os lipídios são um grupo diverso. Por conta disso, diferem-se nas questões de digestão, absorção, transporte, armazenamento e utilização. São constituídos de carbono, hidrogênio e oxigênio, porém em uma maior quantidade quando comparados aos outros macronutrientes. Os lipídios estão em nossa dieta na proporção de 34% das calorias totais, na forma de óleos ou gorduras. Cada grama desse macronutriente contém 9 kcal.

Triglicerídeos e ácidos graxos

Para compreender os lipídios, é preciso reconhecer a unidade que os compõe. Os **triglicerídeos** correspondem a grande parte dos lipídios consumidos na dieta. Eles são compostos por três ácidos graxos ligados por uma molécula de glicerol.

Os **ácidos graxos** são formados por cadeias hidrocarbônicas, que têm entre 4 e 36 carbonos, e podem conter ligações saturadas ou insaturadas. Essa saturação nada mais é que uma dupla-ligação na cadeia carbônica, como mostra a figura a seguir. Nela podemos observar que os triglicerídeos saturados não têm uma dupla-ligação entre os carbonos; já os insaturados apresentam esse tipo de ligação e podem conter mais de uma dupla-ligação em diferentes lugares da cadeia carbônica.

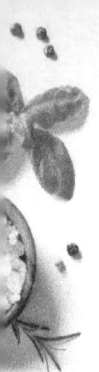

Figura 1.10 – Saturação dos triglicerídeos

ÁCIDOS GRAXOS

Os ácidos graxos são ácidos carboxílicos com cadeias hidrocarbonadas.

Estrutura

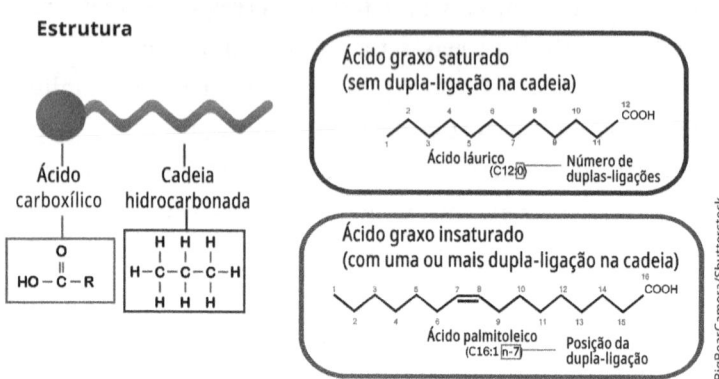

Quando os ácidos graxos têm somente uma dupla-ligação, chamamos de *ácidos graxos monoinsaturados* (MUFA); o mais comum é o ácido oleico (ômega-9). Quando há mais de uma dupla-ligação, chamamos de *ácidos graxos poli-insaturados* (PUFA), como o ácido alfalinolênico (ômega-3) e o ácido linoleico (ômega-6). Esses dois ácidos graxos são ditos *essenciais*, pois nosso organismo não consegue sintetizá-los e eles precisam vir da alimentação.

Fosfolipídios, esteróis e lipoproteínas

Os **fosfolipídios** diferem dos triglicerídeos, pois contêm grupos polares, normalmente com ligações fosfato, com propriedades anfipáticas nas cabeças; a cauda é hidrofóbica. Eles são os constituintes das membranas celulares.

Figura 1.11 – Composição da membrana celular

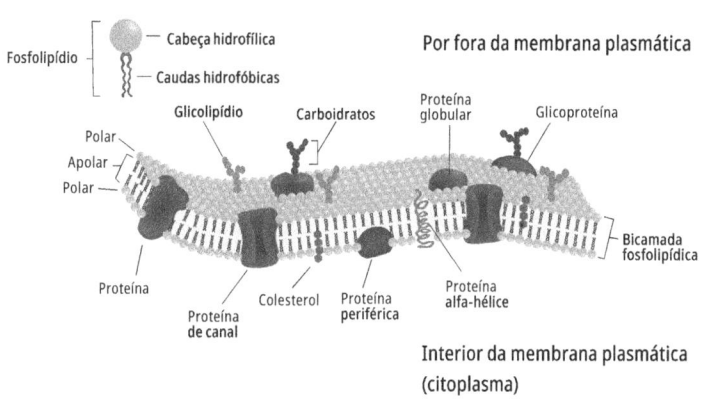

Dos **esteróis**, o mais comum é o colesterol, molécula anfipática com um núcleo esteroide e uma cauda de hidrocarbonetos. Pode ser encontrado na dieta de forma livre ou ligado aos ácidos graxos, mas apenas os de origem animal. Os vegetais não contêm colesterol, porém apresentam fitoesterois, que diferem quanto à cadeia lateral e à ligação do anel esteroide. Os fitoesterois mais comuns são o β-sitosterol, o campesterol e o estigmasterol.

As **lipoproteínas** são compostos que auxiliam no transporte dos lipídios, pois apresentam uma parte externa que contém proteína, o que possibilita o deslocamento. São produzidas no fígado e no intestino para ajudar nesse transporte pela corrente sanguínea.

Conforme a quantidade de lipídios no composto, varia sua densidade e isso acaba por interferir em sua estrutura. A maior molécula é o quilomícron, mas é a menos densa; contém triglicerídeos e circula do intestino delgado para a circulação linfática. Os outros seriam o VLDL (lipoproteína de muito baixa densidade), que faz o transporte dos lipídios do fígado para o restante do corpo; o LDL (lipoproteína de baixa densidade), que também faz o transporte do fígado para os tecidos; e o HDL (lipoproteína de alta densidade), que faz o transporte reverso, dos tecidos para o fígado.

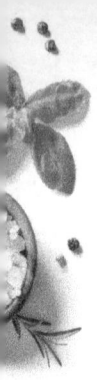

1.3.1 Digestão dos lipídios

Na boca, a enzima lipase inicia a digestão dos lipídios. Após a deglutição, o alimento passa para o estômago, e a enzima lipase gástrica continua o processo de degradação dos lipídios. Porém, é no intestino delgado que vai ocorrer a maior parte da digestão das gorduras.

O hormônio colecistocinina (CCK) é responsável por dar um sinal à vesícula biliar para a liberação dos sais biliares, também chamados de *bile*, que emulsifica o bolo alimentar e facilita a ação das lipases intestinal e gástrica. Isso faz com que as moléculas maiores de lipídios sejam degradadas em monoglicerídeos, ácidos graxos e glicerol, dirigindo-se para a segunda porção do intestino, onde ocorre a absorção. O que chega ao intestino grosso é o colesterol que se prendeu às fibras alimentares e que acaba por ser excretado.

1.3.2 Fontes alimentares e recomendações de lipídios

Os lipídios são essenciais em nossa alimentação, pois em nosso organismo fazem parte de questões hormonais, das vitaminas A, D, E, K e da produção de energia, uma vez que 1 g de lipídios contém 9 kcal. Por isso, seu consumo deve ser moderado e variar conforme a idade, devendo ser maior nos primeiros três anos de vida, conforme a tabela a seguir.

Tabela 1.4 – Distribuição de lipídios segundo a AMDR

Faixa etária	Quantidade (%)*
De 1 a 3 anos	30 a 40%
≥ 4 anos	25 a 35%

* O percentual é correspondente ao valor energético total (VET).
Fonte: Elaborada com base em Dietary..., 2022.

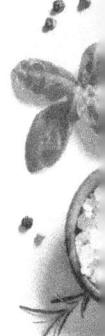

As fontes de lipídios podem variar: de origem animal (gorduras saturadas) e de origem vegetal (gorduras insaturadas).

Tabela 1.5 – Quantidade de lipídios em 100 g de alimentos

Alimentos	Lipídios (g/100g)
Amendoim em grão, cru	43,9
Castanha-do-brasil, crua	46,3
Coco, verde, cru	42,0
Salmão, sem pele, fresco, cru	9,7
Sardinha em óleo	24,0
Capa de contrafilé, com gordura, grelhada	15,0
Coxa de frango com pele, cru	9,8
Ovo de galinha, cru	8,9
Abacate	8,4
Manteiga com sal	82,0

Fonte: Elaborada com base em Unicamp, 2004.

Vejamos também as fontes alimentares de acordo com o tipo de lipídios:

- gorduras saturadas: produtos de origem animal, óleo de coco;
- gorduras insaturadas: azeites e óleos vegetais, peixes de água fria;
- gordura trans: alimentos processados produzidos com gordura vegetal hidrogenada;
- fosfolipídios: ovos, carne, leite, frutos do mar, óleo de *krill*;
- esteróis (colesterol): produtos de origem animal.

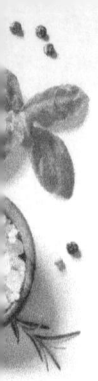

1.4 Água: essencial para o organismo humano

Apesar de não ser um nutriente, a água é essencial para nosso organismo e nossa sobrevivência. No corpo humano, ela representa de 60% a 85% do peso total, variando conforme a idade. Com o passar do tempo, a tendência é termos menos água em nosso corpo, mulheres e pessoas obesas têm um menor percentual de água também.

No organismo, a água está distribuída no líquido intracelular, que é o interior das células e corresponde a dois terços da água total. O restante está no líquido extracelular, ou seja, plasma, entre as células, medula cérebro-espinhal, fluidos intestinais, ossos, tecido conjuntivo e cartilagem.

A importância da água decorre das funções que ela desempenha no corpo. Entre elas está a manutenção do volume sanguíneo, fundamental para o transporte do oxigênio e de nutrientes. As células têm canais específicos para a passagem da água, o que facilita esse deslocamento de nutrientes e outros compostos pelo meio celular.

A água ainda tem função lubrificante, por estar nos fluidos, na saliva, no líquido sinovial e nas secreções. Com função estrutural e amortecedora, as células precisam de água para manter sua estrutura. Em impactos, a água serve como proteção, como no caso do líquido amniótico, que protege o feto. Também é termorreguladora, pois a água mantém e regula a temperatura corporal, fazendo com o que o organismo funcione em harmonia.

Por conta disso, o consumo de água é fundamental; a necessidade depende das perdas e é uma questão individual. A água pode ser advinda de alimentos, e muitos têm até 90% de água em sua composição, de outras bebidas e da água metabólica, aquela que o corpo é capaz de produzir. Mesmo assim, é preciso ingerir água.

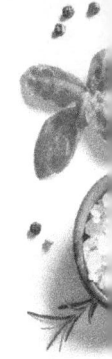

A tabela a seguir apresenta a recomendação do Institute of Medicine (IOM).

Tabela 1.6 – Recomendação hídrica diária por idade

Idade	Homens	Mulheres
De 0 a 6 meses	0,7 L/dia advindo do leite materno	
De 7 a 12 meses	0,8 L/dia	
De 1 a 3 anos	1,3 L/dia	
De 4 a 8 anos	1,7 L/dia	
De 9 a 13 anos	2,4 L/dia	2,1 L/dia
De 14 a 18 anos	3,3 L/dia	2,3 L/dia
De 19 a 70 anos	3,7 L/dia	2,7 L/dia
Gestantes	–	3,0 L/dia
Lactantes	–	3,8 L/dia

Fonte: Elaborado com base em IOM, 2004.

1.5 Valor energético e densidade energética dos alimentos

Para entender os conceitos de valor e densidade energéticos, é preciso conhecer a unidade de medida que mensura o gasto de energia: a caloria (cal).

No conceito de **valor energético**, as calorias podem ser definidas como a quantidade de energia de que nosso organismo precisa para elevar 1 mL de água de 14,5 °C a 15,5 °C. Outra unidade comumente utilizada é a quilocaloria (kcal), que corresponde a 1.000 cal. Também existe o joule (J), que é uma unidade de medida de calor mecânico – 1 kcal equivale a 4,184 J.

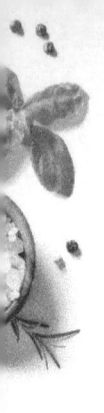

No fornecimento de energia para nosso organismo, precisamos dos macronutrientes, que são os responsáveis por isso. Como vimos anteriormente, cada tipo de macronutriente fornece uma quantidade específica de energia. Carboidratos e proteínas fornecem 4 kcal por 1 g; lipídios, 9 kcal por 1 g. O álcool não é um nutriente e, assim, não é essencial para nossa sobrevivência, mas ele tem 7 kcal por 1 g.

A **densidade energética** é um conceito muito importante, pois relaciona a quantidade de calorias de um alimento com seu peso em gramas. Com esse referencial, conseguimos perceber que alguns alimentos têm grandes quantidades de calorias mesmo em pequenas porções e vice-versa. Por exemplo, em uma porção de 100 g de arroz integral cozido, temos 124 kcal – essa é a densidade energética do arroz. Quando o comparamos com o doce de leite, para cada 100 g do doce, temos 306 kcal. Ou seja, o doce de leite tem maior densidade energética do que o arroz, na mesma proporção de 100 g.

Podemos observar nos próprios macronutrientes essa diferença de densidade energética: carboidratos e proteínas contêm 4 kcal por grama; lipídios têm 9 kcal por grama. Observando isso, podemos entender por que os ultraprocessados, em uma pequena porção, apresentam alta quantidade calórica.

1.6 Leis fundamentais da alimentação

Para encerrarmos este capítulo, temos de tratar das leis fundamentais da alimentação, que até hoje servem para balizar a forma como nos alimentamos. Em 1937, o médico argentino Pedro Escudero definiu as quatro leis da alimentação: da quantidade, da qualidade, da harmonia e da adequação.

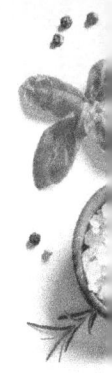

A **lei da quantidade**, como o próprio nome sugere, refere-se à quantidade suficiente de alimentos para suprir as necessidades energéticas e manter o equilíbrio do organismo do indivíduo. Apesar de parecer simples, existem diversas situações: não podemos, por exemplo, recomendar a mesma quantidade de alimentos para um indivíduo de 50 kg e para um de 90 kg, pois essas pessoas precisam de quantidades diferentes de alimentos. Da mesma forma, uma pessoa que tenha alguma patologia requer outra quantidade, e o desequilíbrio, nesse caso, pode levar a problemas de saúde.

A **lei da qualidade** assume que todos os alimentos que escolhemos para compor nossa alimentação devem ser completos nutricionalmente, além de fornecerem todos os nutrientes que o organismo demanda. Isso indica que, durante o planejamento alimentar, devemos contemplar todos ou pelo menos a maioria dos macro e micronutrientes.

A **lei da harmonia** corresponde ao equilíbrio entre os nutrientes de que precisamos, ou seja, eles precisam obedecer a uma proporção entre si. No planejamento, devemos observar se não estamos consumindo mais ou menos de determinado grupo alimentar do que de outros, pois o desequilíbrio pode levar a uma enfermidade.

Segundo a **lei da adequação**, cada indivíduo é único, por isso deve ter suas características respeitadas. A dieta de um idoso não serve para uma criança nem para uma lactante. A alimentação deve ser adequada ao momento biológico pelo qual o organismo está passando.

Estudo de caso

Um indivíduo precisa de uma dieta com 1.800 kcal para seu emagrecimento. Portanto, conforme esse objetivo e as recomendações de carboidratos, proteínas e lipídios, monte uma

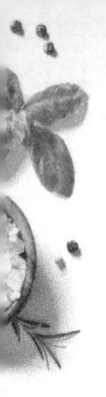

> dieta quantitativa e qualitativa. Lembre-se também das leis fundamentais da alimentação na hora de montar o planejamento alimentar.
>
> Para a construção, utilize as tabelas de composição de alimentos disponíveis na internet, como a própria Taco. Além disso, dê orientações sobre o consumo de água a esse paciente.

Síntese

Neste primeiro capítulo, abordamos os três principais nutrientes da alimentação humana: carboidratos, proteínas e lipídios.

Com relação aos carboidratos, verificamos que esse macronutriente é composto por átomos de carbono, hidrogênio e oxigênio e que tem papel fundamental no fornecimento de energia para o organismo. Sobre as proteínas, vimos que, para serem absorvidas, devem ser quebradas em unidades menores, os aminoácidos. Os aminoácidos essenciais devem ser consumidos por meio da alimentação. Quanto aos lipídios, observamos que algumas vitaminas e hormônios necessários para que o organismo consiga absorver as gorduras.

Vimos também que a água é um elemento fundamental para nossa sobrevivência e que existe uma recomendação de consumo para cada peso corporal.

Quanto aos alimentos, destacamos a importância de conhecermos a densidade energética deles. Muitas vezes, pensamos que mais quantidade representa mais calorias, mas existem alimentos que em pequenas quantidades podem fornecer grandes aportes calóricos.

Questões para revisão

1. Diferencie carboidratos, proteínas e lipídios entre si, citando as fontes alimentares de cada um desses macronutrientes.

2. Quais são as estruturas da proteína?
   a) Compostos orgânicos constituídos por carbono, hidrogênio e oxigênio.
   b) Sequência de aminoácidos ao longo da cadeia polipeptídica.
   c) Compostos formados por uma molécula de ácido graxo e uma de álcool.
   d) Composto orgânico pertencente à função álcool.
   e) Um único aminoácido.

3. Cite as funções da água e a importância dela para nosso organismo.

4. Qual das alternativas descreve melhor o significado de *densidade calórica*?
   a) Medida da quantidade de calorias em determinada porção do alimento.
   b) Valor dado aos alimentos conforme a velocidade com que os níveis de glicose aumentam na corrente sanguínea após sua ingestão.
   c) Potencial glicêmico de um alimento.
   d) Energia produzida pelo corpo proveniente de carboidratos, proteínas e gorduras totais dos alimentos.
   e) Medida da quantidade de calorias da quantidade total do alimento.

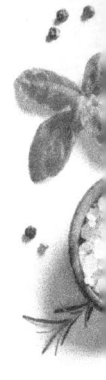

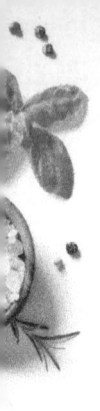

5. Relacione as colunas:
    A) Lei da quantidade
    B) Lei da qualidade
    C) Lei da harmonia
    D) Lei da adequação

    ( ) A dieta precisa ser planejada e completa em sua composição, contendo macro e micronutrientes.
    ( ) A dieta precisa ser individual, respeitando as características do indivíduo e seus momentos biológicos.
    ( ) Os nutrientes devem ser proporcionais entre si, havendo um equilíbrio.
    ( ) Indica a necessidade de alimentos para suprir as necessidades energéticas do indivíduo, mantendo o equilíbrio do organismo.

    Agora, marque a alternativa que apresenta a sequência correta:
    a) A, B, C, D.
    b) D, C, B, A.
    c) C, D, B, A.
    d) B, D, C, A.
    e) C, A, B, D.

Questão para reflexão

1. Um vídeo que é muito interessante para levantar questões sobre alimentos e sobre as relações com a comida é *Muito além do peso*. Esse documentário busca mostrar bem a diferença entre os alimentos *in natura* e os processados quanto à densidade energética. Além disso, no vídeo são feitos questionamentos a respeito da obesidade, principalmente da obesidade infantil,

pois as crianças muitas vezes não reconhecem as diferenças de qualidade entre os alimentos e acabam por por se tornar obesas já nos primeiros anos da infância.

MUITO além do peso. Direção: Estela Renner. Brasil: Maria Farinha; Instituto Alana, 2008. 84 min.

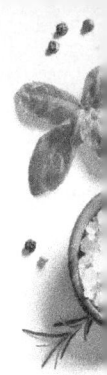

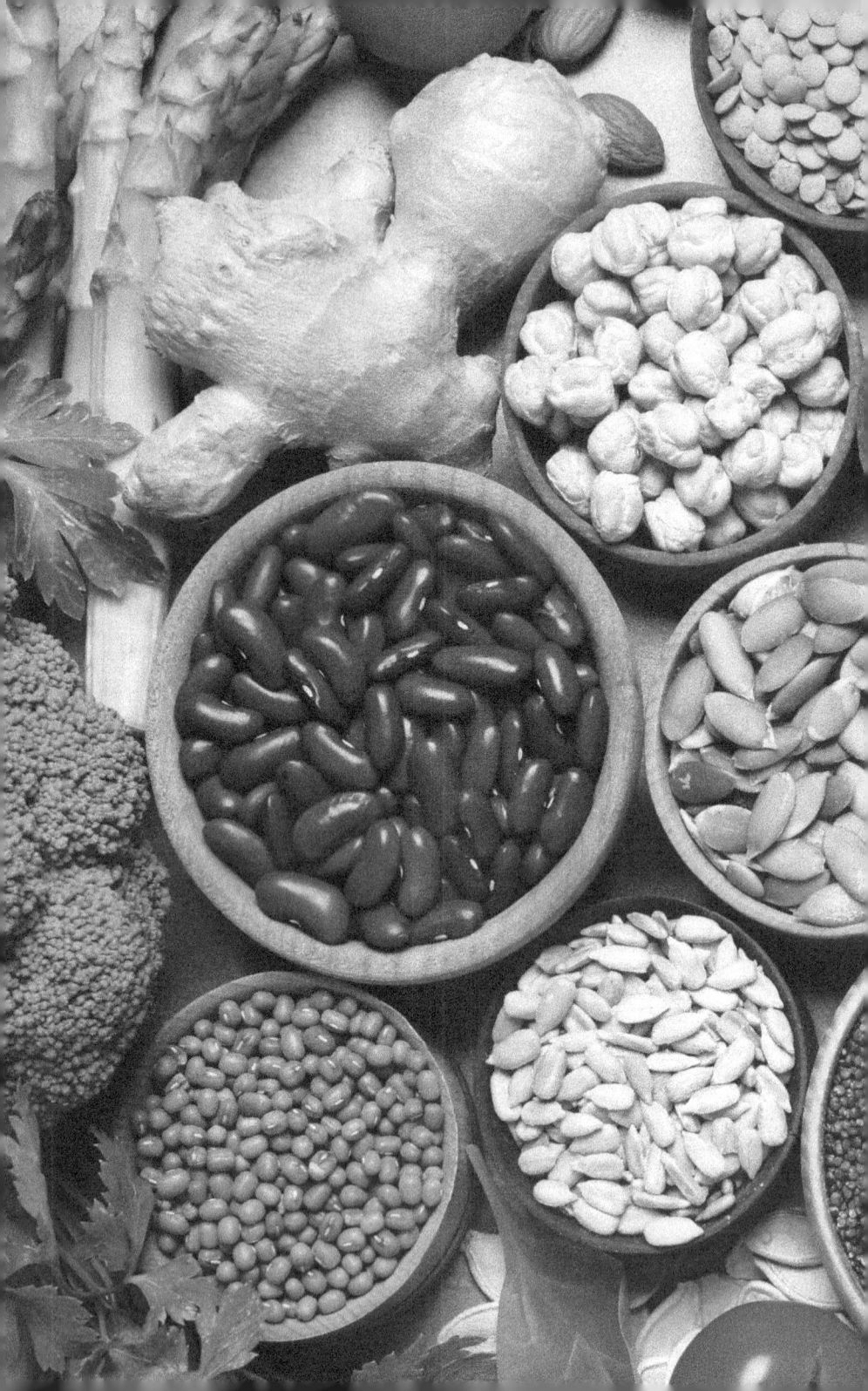

Capítulo 2
Micronutrientes

Conteúdos do capítulo:

- Definição dos micronutrientes.
- Vitaminas hidrossolúveis.
- Vitaminas lipossolúveis.
- Minerais.

Após o estudo deste capítulo, você será capaz de:

1. reconhecer as vitaminas e os minerais;
2. compreender as funções das vitaminas hidrossolúveis e lipossolúveis;
3. entender quais são os principais minerais essenciais para nosso organismo;
4. reconhecer as recomendações de ingestão de vitaminas e minerais.

Para saber mais

O material indicado a seguir, publicado pelo Ministério da Saúde, é um documento que pode ser utilizado como referência para os estudos deste capítulo.

BRASIL. Ministério da Saúde. Unicef. **Cadernos de Atenção Básica**: carências de micronutrientes. Brasília: Ministério da Saúde, 2007. (Série A. Normas e Manuais Técnicos). Disponível em: <https://bvsms.saude.gov.br/bvs/publicacoes/cadernos_atencao_basica_carencias_micronutrientes.pdf>. Acesso em: 9 nov. 2022.

Os micronutrientes são as vitaminas, hidrossolúveis e lipossolúveis, e os minerais. Eles são necessários para nosso organismo em uma quantidade menor se comparados com os macronutrientes. Porém, da mesma forma, o consumo inadequado pode levar a deficiências, o que acaba por prejudicar o organismo, já que muitos micronutrientes são essenciais para funções biológicas, atuando como cofatores enzimáticos, promovendo reações antioxidantes ou agindo no sistema imunológico.

Ao longo deste capítulo, veremos a essencialidade de cada micronutriente e o que sua falta pode causar ao organismo humano.

Quando se observam as recomendações de ingestão de vitaminas e minerais, é importante notar a diferença entre **ingestão adequada** e **ingestão recomendada**: no caso da primeira, a orientação se refere ao valor médio de ingestão diária de um nutriente que é tida como adequada, porém sem evidências científicas suficientes para uma recomendação mais robusta; já a segunda representa a quantidade de nutrientes suficiente para atender às necessidades diárias da maioria da população.

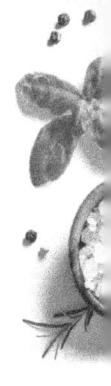

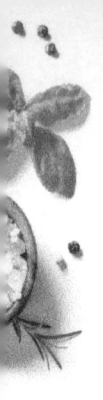

2.1 Vitaminas lipossolúveis

As vitaminas lipossolúveis são as vitaminas A, D, E e K. Essa nomenclatura é utilizada pois tais vitaminas são solúveis em lipídios e não solúveis em água. Durante o processo de absorção, o organismo exige a presença de lipídios, bile e suco pancreático.

2.1.1 Vitamina A

A denominação *vitamina A* engloba outros compostos que têm a mesma atividade biológica, entre eles, o retinol, o betacaroteno e outros carotenoides. Na dieta, podemos consumir a vitamina A pré-formada, que é o retinol, ou a provitamina A, que são os carotenoides e o betacaroteno. Contudo, não são todos os carotenoides que são fontes de vitamina A (menos de 10% deles), isso porque apresentam um anel betaionona ou dois anéis, como é o caso do betacaroteno, cuja estrutura química está ilustrada na figura a seguir.

Figura 2.1 – Estrutura química do betacaroteno

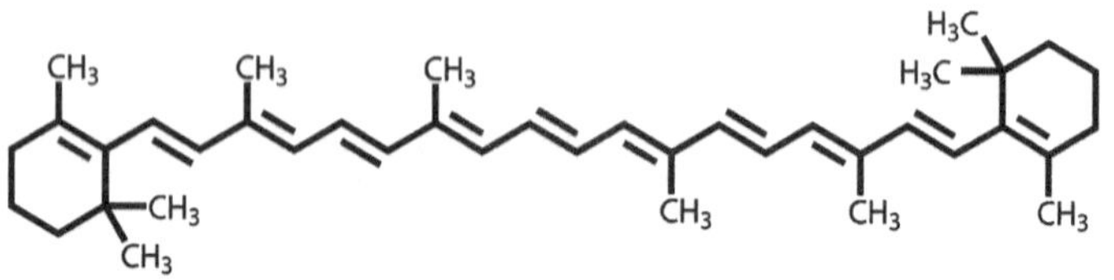

A absorção dos carotenoides é cerca de 40% a 50%; o retinol é de 70 a 90%. A efetividade de ambos depende da ingestão de lipídios. Para que ocorra a absorção pelo intestino, é necessário hidrolisar as proteínas complexadas a esses compostos; posteriormente, os ésteres de retinol e carotenoides são hidrolisados e incorporados em micelas para absorção passiva no intestino. Assim como as demais vitaminas lipossolúveis, a vitamina A é armazenada no fígado.

Funções e deficiência da vitamina A

Podemos citar três funções principais da vitamina A para o bom funcionamento de nosso organismo: benefícios diretos aos pigmentos visuais, auxiliando na visão; carreadora de unidades de manosil; controle da proliferação e diferenciação celular.

Por conta disso, quanto à visão, a deficiência mais evidente está relacionada à falta de vitamina A. Inicialmente, é possível perceber dificuldades de adaptação ao escuro; com o avanço da deficiência, ocorre a inaptidão e, posteriormente, a xerose conjuntival, que causa as manchas de Bitot.

Ao se intensificar essa deficiência, acontece o declínio da produção de muco nos olhos e, com isso, a queratinização das células epiteliais, causando ressecamento, enrugamento e espessamento da córnea, processo conhecido como *xeroftalmia*. Essa condição pode ser reversível, porém é possível que haja sequelas.

Outra evidência de função é quanto à proliferação e diferenciação celular, pois, quando acontece a deficiência da vitamina, or evestimento epitelial se torna escamoso, seco e queratinizado, já que o retinol é um fator-chave na regulação de genes relacionados à transcrição, receptores, enzimas, moléculas de sinalização e proteínas estruturais.

Estudos também encontraram relação entre a deficiência da vitamina A e a pouca resistência a infecções. O retinol é regulador de várias células ligadas ao sistema imunológico, que fazem a diferenciação das células T, das células auxiliares Th1 e Th2. A deficiência afeta ainda o tráfego intestinal das células T e B, prejudicando as moléculas de adesão e os fatores migratórios do sistema linfócito.

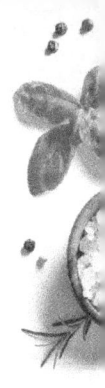

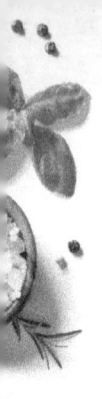

Recomendações e fontes dietéticas de vitamina A

A tabela a seguir apresenta a ingestão dietética recomendada (DRI) de vitamina A para as diferentes faixas etárias, assim como o limite superior tolerável (UL), que, se ultrapassado, traz risco de efeito adverso por conta da ingestão excessiva.

Tabela 2.1 – Recomendações de ingestão diária de vitamina A e limite tolerável

Unidade	Vitamina A					
	µg/dia (RAE)			IU/dia (RAE)		
	EAR	RDA/AI	UL	EAR	RDA/AI	UL
Bebês						
0-6 meses	ND	400*	600	ND	1333*	2000
7-12 meses	ND	500*	600	ND	1667*	2000
Crianças						
1-3 anos	210	300	600	700	1000	2000
4-8 anos	275	400	900	917	1333	3000
Homens						
9-13 anos	445	600	1700	1483	2000	5667
14-18 anos	630	900	2800	2100	3000	9333
19-30 anos	625	900	3000	2083	3000	10000
31-50 anos	625	900	3000	2083	3000	10000
51-70 anos	625	900	3000	2083	3000	10000
> 70 anos	625	900	3000	2083	3000	10000
Mulheres						
9-13 anos	420	600	1700	1400	2000	5667
14-18 anos	485	700	2800	1617	2333	9333
19-30 anos	500	700	3000	1667	2333	10000
31-50 anos	500	700	3000	1667	2333	10000

(continua)

(Tabela 2.1 – conclusão)

Unidade	Vitamina A					
	μg/dia (RAE)			IU/dia (RAE)		
	EAR	RDA/AI	UL	EAR	RDA/AI	UL
51-70 anos	500	700	3000	1667	2333	10000
> 70 anos	500	700	3000	1667	2333	10000
Gestantes						
≤ 18 anos	530	750	2800	1767	2500	9333
19-30 anos	550	770	3000	1833	2567	10000
30-50 anos	550	770	3000	1833	2567	10000
Lactantes						
≤ 18 anos	885	1200	2800	2950	4000	9333
19-30 anos	900	1300	3000	3000	4333	10000
30-50 anos	900	1300	3000	3000	4333	10000

* Ingestão adequada.
Fonte: Dietary..., 2022, tradução nossa.

Os animais necessitam de vitamina A, porém não conseguem produzi-la, por isso é necessário o consumo. Para atingir as quantidades necessárias, recomenda-se uma alimentação rica em fontes animais, como fígado, leite e derivados e ovos. Entre as fontes vegetais, destacam-se vegetais com coloração verde-escura, amarela ou alaranjada.

2.1.2 Vitamina D

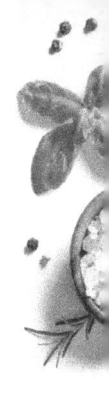

O termo *vitamina D* é muito utilizado, mas também gera muitas dúvidas no meio científico e entre as pessoas leigas. Essa denominação passou a ser empregada na década de 1920, para evidenciar essa substância com atividade antirraquítica. Atualmente, o termo é usado para caracterizar a classe de substâncias com atividade biológica do calcitriol (1α,25-di-hidroxivitamina D) e para representar a soma das vitaminas D2 e D3.

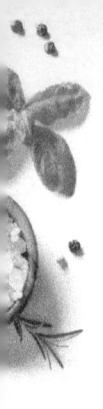

A síntese de vitamina D pode ocorrer de duas maneiras. A primeira se dá pela exposição da pele aos raios ultravioleta, radiação B (UV-B). Com isso, o colecalciferol (vitamina D3) é formado e absorvido pela corrente sanguínea e levado ao fígado. A segunda é pela alimentação que contenha tanto a vitamina D2 como a D3, as quais também são absorvidas e levadas ao fígado, como ilustra a figura a seguir.

Figura 2.2 – Metabolismo da vitamina D

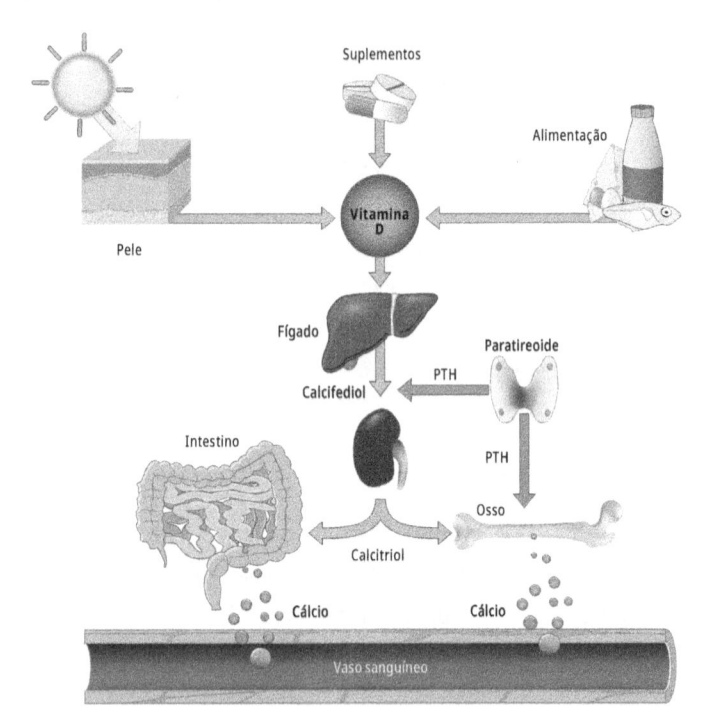

Funções e deficiência da vitamina D

No organismo humano, a vitamina D é responsável por regular as concentrações de cálcio e fósforo no sangue. Isso acontece porque o calcitriol favorece a absorção intestinal desses dois minerais, diminuindo a excreção do cálcio. O calcitriol ainda modula o sistema imune, pois há mecanismos expressos nos leucócitos que estimulam a imunidade inata.

No Brasil, a deficiência da vitamina D é considerada um problema de saúde pública que atinge diferentes esferas da sociedade. Em países com baixa incidência solar durante o ano, essa deficiência também é evidente. Como podemos observar na figura anterior, a vitamina D reduz a excreção do cálcio, e a baixa absorção desse mineral pode levar à osteomalácia, gerando uma desmineralização óssea.

Nos adultos, isso torna os ossos mais fracos e suscetíveis a fraturas. Em crianças, leva ao quadro de raquitismo e a condições de anormalidades ósseas, porém são casos raros. Nos idosos, naturalmente a absorção de vitamina D vai sendo reduzida com o tempo, e sua falta pode levar a quadros de osteoporose. Outro fator relacionado é o uso de medicamentos que interfiram na absorção de lipídios, o que leva à má absorção da vitamina D.

Recomendações e fontes dietéticas de vitamina D

As recomendações de ingestão de vitamina D são expressas em microgramas (µg) ou em unidades internacionais (UI). Cada µg de vitamina D equivale a 40 UI. Um detalhe importante é que a ingestão excessiva da vitamina D pode causar toxicidade; os sintomas podem ser fraqueza, náuseas, anorexia, dor de cabeça, câimbras, diarreia, hipercalcemia, cálculos renais, entre outros. A tabela a seguir apresenta as recomendações de ingestão diária de vitamina D.

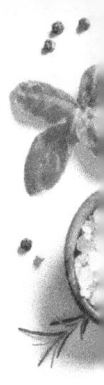

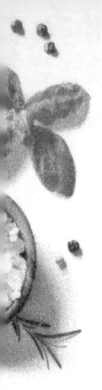

Tabela 2.2 – Recomendações de ingestão diária de vitamina D e limite tolerável

Idade		Ingestão Dietética Recomendada (RDA)	Limite Superior Tolerável (UL)
Bebês	0-6 meses	400 UI (10 µg)*	1000 UI (25 µg)
	7-12 meses	400 UI (10 µg)*	1500 UI (38 µg)
Crianças	1-3 anos	600 UI (15 µg)	2520 UI (63 µg)
	4-8 anos	600 UI (15 µg)	3000 UI (75 µg)
Homens	9-13 anos	600 UI (15 µg)	4000 UI (100 µg)
	14-18 anos	600 UI (15 µg)	4000 UI (100 µg)
	19-30 anos	600 UI (15 µg)	4000 UI (100 µg)
	31-50 anos	600 UI (15 µg)	4000 UI (100 µg)
	51-70 anos	600 UI (15 µg)	4000 UI (100 µg)
	> 70 anos	800 UI (20 µg)	4000 UI (100 µg)
Mulheres	9-13 anos	600 UI (15 µg)	4000 UI (100 µg)
	14-18 anos	600 UI (15 µg)	4000 UI (100 µg)
	19-30 anos	600 UI (15 µg)	4000 UI (100 µg)
	31 – 50 anos	600 UI (15 µg)	4000 UI (100 µg)
	51-70 anos	600 UI (15 µg)	4000 UI (100 µg)
	> 70 anos	800 UI (20 µg)	4000 UI (100 µg)
Gestante	≤ 18 anos	600 UI (15 µg)	4000 UI (100 µg)
	19-30 anos	600 UI (15 µg)	4000 UI (100 µg)
	30-50 anos	600 UI (15 µg)	4000 UI (100 µg)
Lactante	≤ 18 anos	600 UI (15 µg)	4000 UI (100 µg)
	19-30 anos	600 UI (15 µg)	4000 UI (100 µg)
	30-50 anos	600 UI (15 µg)	4000 UI (100 µg)

*Ingestão adequada.
Fonte: IOM, 2010, p. 2, tradução nossa.

As principais fontes alimentares de vitamina D são fígado animal, peixes gordos, como salmão e bacalhau, gema de ovo e óleos de peixe. O leite de vaca tem baixa quantidade; por conta disso, alguns países acabam por enriquecer o leite com a vitamina D, assim como outros alimentos, para que a população não tenha carência desse micronutriente.

2.1.3 Vitamina E

A vitamina E foi primeiramente evidenciada em 1922 pelos pesquisadores Herbert McLean Evans e Katharine Scott Bishop, em investigações sobre infertilidade. Mais tarde, em 1936, Evans e outros pesquisadores isolaram do germe de trigo um fator que chamaram de *alfatocoferol*, o que serviu para evidenciar a atividade biológica da vitamina E.

O alfatocoferol, ou tocoferol simplesmente, é formado por oito compostos homólogos, quatro tocoferois e outros quatro tocotrienois.

Funções e deficiência da vitamina E

A principal função da vitamina E é atuar como antioxidante *in vivo*. Ela age sequestrando os radicais peroxila, que protegem os ácidos graxos poli-insaturados. Esses radicais, ao se formarem, interagem mil vezes mais rápido com a vitamina E do que com os ácidos graxos. Com isso, a vitamina E evita uma maior auto-oxidação lipídica.

Sua deficiência é rara e pode ser ocasionada por dois fatores: genética, decorrente de anomalias na alfa-TTP (proteína transportadora do tocoferol), ou síndromes de má absorção de lipídios, como obstrução biliar, doença hepática, pancreatite ou fibrose cística.

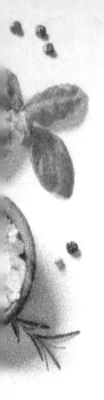

O diagnóstico da deficiência se manifesta por alterações no sistema nervoso central, identificadas como distúrbios neurológicos. A maioria dos casos é tratada com uma superdosagem da vitamina E, de modo a atenuar a progressão da doença.

Recomendações e fontes dietéticas de vitamina E

As recomendações de ingestão de vitamina E têm como base um estudo no qual homens foram submetidos a uma dieta com baixo teor de vitamina E por cinco anos. Observe a tabela a seguir.

Tabela 2.3 – Recomendações de ingestão diária de vitamina E e limite tolerável

	Idade	Ingestão Dietética Recomendada (RDA) (mg/dia)	Limite Superior Tolerável (UL) (mg/dia)
Bebês	0 – 6 meses	4*	ND
	7 – 12 meses	5*	ND
Crianças	1 – 3 anos	6	200
	4 – 8 anos	7	300
Homens/ mulheres	9 – 13 anos	11	300
	14 – 18 anos	15	800
	> 18 anos	15	1000
Gestantes	≤ 18 anos	15	800
	19 – 50 anos	15	1000
Lactantes	≤ 18 anos	19	800
	19 – 50 anos	19	1000

*Ingestão adequada; ND: não determinado.
Fonte: Elaborado com base em Padovani et al., 2006, p. 750.

As maiores fontes alimentares de vitamina E são amêndoas, sementes de girassol e óleos vegetais. Esses alimentos têm quantidades variáveis dos oito homólogos da vitamina E. Há também alguns alimentos fortificados, como o suco de tomate, o suco de laranja e o leite.

2.1.4 Vitamina K

A vitamina K foi descoberta por Henrik Dam, em 1929, pela observação de pintinhos que não tinham colesterol na dieta. Estes apresentavam hemorragias subdurais ou musculares, e o sangue retirado dos animais demorava para coagular.

A vitamina K é encontrada na natureza de duas formas dietéticas: filoquinona ou vitamina K1. Esta última, a vitamina K1, pode ser encontrada em alimentos de origem vegetal. A vitamina K2 está presente principalmente em alimentos de origem animal. Assim, a principal diferença entre essas duas vitaminas é que a K1 realiza a síntese de proteínas que asseguram a coagulação do sangue, enquanto a K2 ativa as proteínas que atuam nesse mesmo processo.

Funções e deficiência da vitamina K

A principal função da vitamina K é a cascata de coagulação, dada a sua ligação com a protrombina. Essa vitamina atua como um cofator, ativando o sistema enzimático microsomal. Nessa reação, observa-se a conversão de ácido glutâmico (Glu) em resíduos de gamacarboxiglutamil (Gla). Ao final, ocorre a quelação da proteína com o cálcio, que se liga a uma superfície lipídica, formando o coágulo. Outra função diz respeito à formação óssea, uma vez que a osteocalcina é uma proteína dependente da vitamina K; ela é formada pelos osteoblastos na constituição óssea e é a proteína mais presente na matriz extracelular do osso.

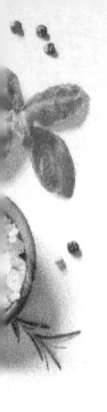

A deficiência predominante da vitamina K está ligada à coagulação. Essa condição leva a um maior tempo de protrombina e diminui a síntese de proteínas de coagulação sanguínea. No entanto, os relatos de deficiência da vitamina K são raros, pois a maioria das dietas contém a quantidade adequada. Pacientes em terapia anticoagulante têm um maior risco da deficiência, assim como pessoas que fazem uso de antibióticos por tempo prolongado.

Recomendações e fontes dietéticas de vitamina K

As recomendações de ingestão de vitamina K ainda não são bem estabelecidas. O entendimento limitado sobre a fisiologia dos biomarcadores impede uma determinação mais precisa. Porém, há valores de ingestão adequada estabelecidos pelo Institute of Medicine (IOM), conforme a tabela a seguir.

Tabela 2.4 – Recomendações de ingestão diária adequada de vitamina K

	Idade	Ingestão Adequada (AI) (µg)	Limite Superior Tolerável (UL)
Bebês	0 – 6 meses	2	ND
	7 – 12 meses	2,5	ND
Crianças	1 – 3 anos	30	ND
	4 – 8 anos	55	ND
Homens	9 – 13 anos	60	ND
	14 – 18 anos	75	ND
	19 – 30 anos	120	ND
	31 – 50 anos	120	ND
	51 – 70 anos	120	ND
	> 70 anos	120	ND

(continua)

(Tabela 2.4 - conclusão)

	Idade	Ingestão Adequada (AI) (µg)	Limite Superior Tolerável (UL)
Mulheres	9 – 13 anos	60	ND
	14 – 18 anos	75	ND
	19 – 30 anos	90	ND
	31 – 50 anos	90	ND
	51 – 70 anos	90	ND
	> 70 anos	90	ND
Gestantes	≤ 18 anos	75	ND
	19 – 30 anos	90	ND
	30 – 50 anos	90	ND
Lactantes	≤ 18 anos	75	ND
	19 – 30 anos	90	ND
	30 – 50 anos	90	ND

* ND: não determinado
Fonte: Padovani et al., 2006, p. 749.

Entre fontes alimentares mais conhecidas de vitamina K, destacam-se as folhas da cor verde. Como exemplos, podemos citar espinafre (380 µg/100 g), brócolis (180 µg/100 g) e alface-americana (35 µg/100 g). Os óleos vegetais também contêm uma porcentagem dessa vitamina, como no caso do óleo de soja (190 µg/100 g).

2.2 Vitaminas hidrossolúveis

A vitaminas hidrossolúveis são representadas pela família da vitamina B e pela vitamina C. Esse grupo é caracterizado por ser solúvel em água, absorvido pelo intestino e transportado pelo sistema circulatório até os tecidos em que será utilizado.

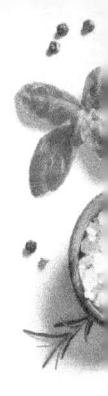

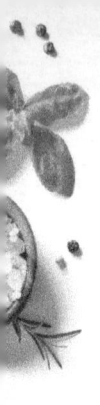

2.2.1 Vitamina B1 ou tiamina

A vitamina B1 foi a primeira vitamina que teve sua estrutura química deterfoi minada. Em 2700 a.C., médicos chineses já faziam alusão a ela, mas somente em 1884 que o cirurgião Kanchiro Takaki constatou que a doença se devia à inadequação alimentar. A tiamina é uma vitamina hidrossolúvel, estável em pH ácido, mais instável em meio alcalino ou se exposta à luz ultravioleta. Nos alimentos, pode ser encontrada de dois modos: de forma livre ou no fosfato de tiamina.

Funções e deficiência da vitamina B1

Ao ser absorvida, a tiamina é fosforilada até seu éster difosfato, formando difosfato de tiamina (TDP), um cofator das enzimas envolvidas no metabolismo tanto da glicose como dos aminoácidos. O TDP pode ser fosforilado novamente, resultando no trifosfato de tiamina (TTP), substância que pode ativar canais de cloreto de alta condutância. A vitamina B1 também tem caráter regulador em proteínas referentes à acetilcolina, o que sugere relação com a neurotransmissão colinérgica.

As causas da deficiência de vitamina B1 podem ser ingestão inadequada pela alimentação, absorção reduzida, transporte anômalo, aumento das necessidades e perdas acentuadas. As populações com risco de deficiência são alcoolistas, portadoras de vírus de imunodeficiência e da síndrome de imunodeficiência adquirida (HIV/AIDS), pessoas com doenças gastrointestinais e hepáticas, pessoas que tenham vômitos persistentes e pessoas em nutrição parenteral.

Nos indivíduos, a deficiência pode causar beribéri e síndrome de Wernicke-Korsakoff.

As manifestações e os sinais clínicos do beribéri podem variar com a idade. Existem três formas da doença: beribéri seco, beribéri úmido e beribéri infantil. O seco é caracterizado por uma neuropatia periférica e compromete funções sensitivas, motoras e reflexas, causando também hipersensibilidade no músculo da panturrilha. O úmido, além da neuropatia periférica, ocasiona quadros de edema, **taquicardia, cardiomegalia e insuficiência cardíaca congestiva**. O infantil ocorre em bebês cujas mães possam estar assintomáticas.

A síndrome de Wernicke-Korsakoff é comum no alcoolismo crônico, mas pode ser observada em pessoas com doenças gastrointestinais graves, portadores de HIV e na administração incorreta de glicose ou hiperalimentação parenteral, sem adequação das vitaminas do complexo B. O diagnóstico da doença é baseado no surgimento de paralisia aguda ocular, nistagmo, ataxia da marcha e distúrbios da atividade mental; além desses sintomas, 80% dos pacientes exibem sinais de neuropatia periférica.

Recomendações e fontes dietéticas de vitamina B1

As maiores concentrações de vitamina B1 são encontradas nas leveduras, no pericarpo e no germe de cereais, ou seja, em alimentos integrais, a concentração é maior. A tiamina é sensível a temperaturas elevadas e ao cozimento prolongado, o que reduz entre 20% e 30% a concentração da vitamina. Quando o cozimento é realizado em água, por ser uma vitamina hidrossolúvel, ela acaba sendo perdida ao se descartar a água.

As recomendações variam conforme os estágios da vida, como podemos observar na tabela a seguir.

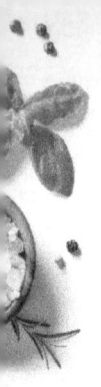

Tabela 2.5 – Recomendações de ingestão diária adequada de vitamina B1

Idade		Ingestão Dietética Recomendada (RDA) (mg/dia)	Limite Superior Tolerável (UL) (mg/dia)
Bebês	0 – 6 meses	0,2*	ND
	7 – 12 meses	0,3*	ND
Crianças	1 – 3 anos	0,5	ND
	4 – 8 anos	0,6	ND
Homens	9 – 13 anos	0,9	ND
	14 – 18 anos	1,2	ND
	19 – 30 anos	1,2	ND
	31 – 50 anos	1,2	ND
	51 – 70 anos	1,2	ND
	> 70 anos	1,2	ND
Mulheres	9 – 13 anos	0,9	ND
	14 – 18 anos	1,0	ND
	19 – 30 anos	1,1	ND
	31 – 50 anos	1,1	ND
	51 – 70 anos	1,1	ND
	> 70 anos	1,1	ND
Gestantes	≤ 18 anos	1,4	ND
	19 – 30 anos	1,4	ND
	30 – 50 anos	1,4	ND
Lactantes	≤ 18 anos	1,4	ND
	19 – 30 anos	1,4	ND
	30 – 50 anos	1,4	ND

* Ingestão adequada; ND: não determinado.
Fonte: Padovani et al. 2006, p. 749.

2.2.2 Vitamina B2 ou riboflavina

A vitamina B2 foi inicialmente isolada do soro do leite em 1879, de uma forma impura. Na sequência, foram determinadas e identificadas sua estrutura e as principais coenzimas, flavinamononucleotídeo (FMN) e flavina-adenina dinucleotídeo (FAD). Os seres humanos não conseguem produzir a riboflavina, por isso é necessária a ingestão via alimentação. Ela é uma substância estável e, em solução aquosa, é degradada por radiação, luz, temperatura e pH.

Funções e deficiência da vitamina B2

A vitamina B2 tem um papel de suma importância na formação dos enterócitos e na regulação das enzimas tireoidianas, além de auxiliar na ativação da vitamina B6. Entre os sinais clínicos mais evidentes de sua deficiência, destacam-se: queilose, estomatite angular, glossite, vermelhidão na região oral e edemas.

Os indivíduos que apresentam maior risco são os que têm cardiopatia congênita e alguns tipos de câncer e, ainda, os que fazem uso excessivo de bebidas alcoólicas. Pessoas com hipotireoidismo e insuficiência suprarrenal têm o comprometimento da conversão da riboflavina em FAD e FMN. Nos casos de diabetes melito, traumatismo, estresse e uso de anticoncepcional oral, a eliminação da riboflavina é maior.

Recomendações e fontes dietéticas de vitamina B2

Na literatura, não há consenso e evidências suficientes para comprovar que temos reservas significativas de riboflavina. Assim, a ingestão preconizada varia entre 0,3 e 1,6 mg/dia, dependendo da faixa etária, como podemos ver na tabela a seguir. Para os bebês, a ingestão adequada é baseada no leite humano; se a lactante tiver deficiência em riboflavina, haverá redução da concentração no leite materno.

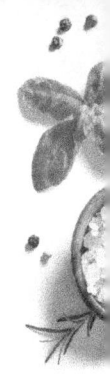

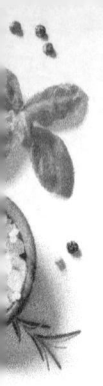

Tabela 2.6 – Recomendações de ingestão diária adequada de vitamina B2

Idade		Ingestão Dietética Recomendada (RDA) (mg/dia)	Limite Superior Tolerável (UL) (mg/dia)
Bebês	0 – 6 meses	0,3*	ND
	7 – 12 meses	0,4*	ND
Crianças	1 – 3 anos	0,5	ND
	4 – 8 anos	0,6	ND
Homens	9 – 13 anos	0,9	ND
	14 – 70 anos	1,3	ND
	> 71 anos	1,3	ND
Mulheres	9 – 13 anos	0,9	ND
	14 – 70 anos	1,0	ND
	> 70 anos	1,1	ND
	Gestação	1,4	ND
	Lactação	1,6	ND

* Ingestão adequada; ND: não determinado.
Fonte: Elaborado com base em Padovani et al., 2006, p. 749.

As fontes de vitamina B2 derivada de animais são ovos, fígado, rim, carnes magras e leite. Nos vegetais, brócolis e couve-de-bruxelas são boas fontes de riboflavina, além dos grãos integrais, que apresentam maior quantidade dessa vitamina do que os grãos refinados.

2.2.3 Niacina

A niacina, descoberta em 1867, tem função metabólica que faz parte da coenzima II, nicotinamida adenina dinucleotídeo fosfato (NADP), o que a torna importante para o metabolismo energético.

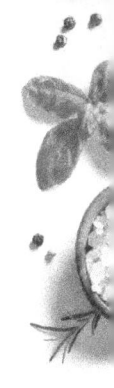

A niacina é introduzida via alimentação pelos vegetais, o que pode ocorrer de três formas: ácido nicotínico, nicotinamida e aminoácido triptofano. As plantas usam o ácido nicotínico para a formação de nucleotídeos de piridina. Elevadas quantidades de alcaloides, como a nicotina e a trigonelina, são empregadas para combater o ataque e regular o crescimento de pragas.

Funções e deficiência da niacina

A função essencial da niacina são as reações de oxidação e redução no metabolismo do organismo, pois é fonte de nicotinamida para formar as coenzimas NAD e NADP. O NAD participa de cerca de 400 reações catabólicas, entre elas, a glicólise, no ciclo de Krebs. O NADP está envolvido em cerca de 30 dessas reações, inclusive na defesa oxidativa e no metabolismo endobiótico e xenobiótico do citocromo P450.

A principal e mais conhecida doença causada pela deficiência da niacina é a pelagra. Em 1771, o médico Francesco Frapolli deu esse nome à doença em razão do aspecto rugoso da pele, semelhante a queimaduras de sol, como ilustra a figura a seguir.

Figura 2.3 – Pele acometida por pelagra

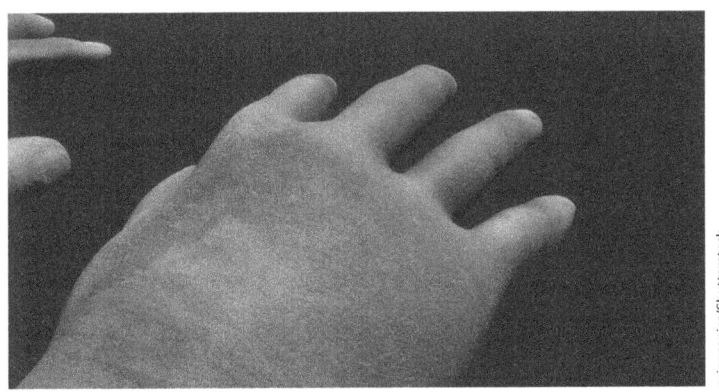

sciencepics/Shutterstock

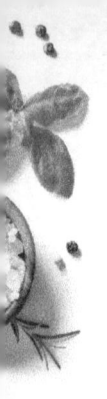

Podemos ver que a pele fica com uma aparência de queimadura grave pelo sol, com um padrão de distribuição similar à forma de uma borboleta, sendo afetadas as partes expostas ao sol. O avanço da doença pode causar depressão psicótica, levando à demência; também pode ocorrer diarreia. O não tratamento pode ser fatal.

Recomendações e fontes dietéticas de niacina

As recomendações para a niacina variam de 2 a 18 mg por dia, e doses acima da ingestão máxima tolerada costumam causar rubor cutâneo, gerando desconforto em casos raros nos quais o rubor se torna persistente. As recomendações de ingestão estão expostas na tabela a seguir. Para prevendção de pelagra, as doses recomendadas são de 11,3 mg a 13,3 mg equivalente de niacina por dia.

Tabela 2.7 – Recomendações de ingestão diária adequada de niacina

	Idade	Ingestão Dietética Recomendada (RDA) (mg/dia)	Limite Superior Tolerável (UL) (mg/dia)
Bebês	0 – 6 meses	2*	ND
	7 – 12 meses	4*	ND
Crianças	1 – 3 anos	6	ND
	4 – 8 anos	8	ND
Homens	9 – 13 anos	12	ND
	14 – 70 anos	16	ND
	> 71 anos	16	ND

(continua)

(Tabela 2.7 - conclusão)

	Idade	Ingestão Dietética Recomendada (RDA) (mg/dia)	Limite Superior Tolerável (UL) (mg/dia)
Mulheres	9 – 13 anos	12	ND
	14 – 70 anos	14	ND
	> 70 anos	14	ND
	Gestação	18	ND
	Lactação	17	ND

* Ingestão adequada; ND: não determinado.
Fonte: Elaborado com base em Padovani et al., 2006, p. 750.

Para um consumo suficiente dessa vitamina, recomenda-se a ingestão de vegetais, nozes e leguminosas – que podem alcançar de 2 a 5 mg da vitamina por porção, na forma de ácido nicotínico –, além de carnes bovinas, aves e peixes – que podem atingir de 5 a 10 mg por porção. Uma terceira categoria de alimentos é a enriquecida com niacina, como farinhas e cereais matinais.

2.2.4 Vitamina B6

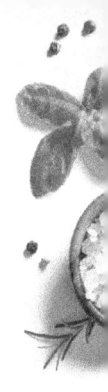

O primeiro relato acerca da vitamina B6 é datado de 1934, quando cinco laboratórios, independentemente, relataram o isolamento e a cristalização da piridoxina. Esse nome se tornou um termo genérico, assim como *vitamina B6*, que representa a família dos derivados de 2-metil,3-hidroxi,5-hidroximetilpiridina, os quais têm a mesma função nutricional da piridoxina.

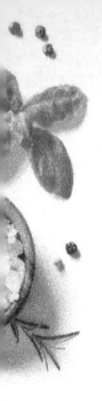

Funções e deficiência da vitamina B6

A deficiência é rara, uma vez que nosso intestino, por meio da microbiota, consegue sintetizar grandes quantidades. Porém, nos casos em que ela é diagnosticada, os indivíduos geralmente apresentam dermatites, anemia microcítica, convulsões e até mesmo depressão.

Recomendações e fontes dietéticas de vitamina B6

As recomendações para a vitamina B6 ainda são controversas pelo fato de não se levar em consideração a ingestão de proteínas. Essa vitamina está ligada ao metabolismo de aminoácidos, e supõe-se que o consumo proteico afeta sua recomendação. Portanto, a tabela a seguir apresenta uma recomendação que não leva em conta a ingestão proteica.

Tabela 2.8 – Recomendações de ingestão diária adequada de vitamina B6

	Idade	Ingestão Dietética Recomendada (RDA) (mg/dia)	Limite Superior Tolerável (UL) (mg/dia)
Bebês	0 – 6 meses	0,1*	ND
	7 – 12 meses	0,3*	ND
Crianças	1 – 3 anos	0,5	30
	4 – 8 anos	0,6	40
Homens	9 – 13 anos	1	60
	14 – 18 anos	1,3	80
	19 – 30 anos	1,3	100
	31 – 50 anos	1,3	100
	> 51 anos	1,7	100

(continua)

(Tabela 2.8 – conclusão)

	Idade	Ingestão Dietética Recomendada (RDA) (mg/dia)	Limite Superior Tolerável (UL) (mg/dia)
Mulheres	9 – 13 anos	1	30
	14 – 18 anos	1,2	80
	19 – 30 anos	1,3	100
	31 – 50 anos	1,3	100
	> 51 anos	1,5	100
Gestantes	≤ 18 anos	1,9	80
	19 – 50 anos	1,9	100
Lactantes	≤ 18 anos	2	80
	19 – 50 anos	2	100

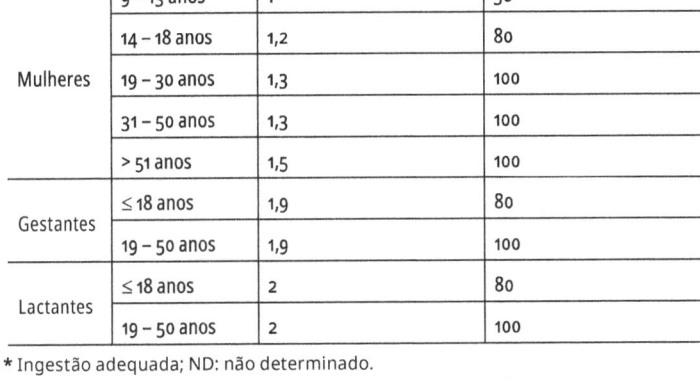

* Ingestão adequada; ND: não determinado.
Fonte: Elaborado com base em Padovani et al., 2006, p. 750.

Como já mencionamos, a deficiência é rara porque essa vitamina está presente na maioria dos alimentos, além de ser sintetizada pela microbiota intestinal. Os alimentos de origem animal, principalmente bife de fígado, aves, ovos e peixes, contêm as formas piridoxal e piridoxamina, ambas fosforiladas. Os vegetais, entre eles frutas e legumes, apresentam as formas piridoxina e piridoxina glicosilada.

2.2.5 Ácido pantotênico

A vitamina foi isolada por R. J. Williams em 1931 e era essencial para o crescimento de leveduras. Foi chamada inicialmente de *vitamina B5*, um fator antidermatite, antipelagra e antidermatose dos frangos. Mais tarde, sua estrutura foi elucidada e, em 1940, Williams conseguiu sintetizar o ácido pantotênico, assim como estabelecer sua relação com o inositol, a tiamina, a biotina, a vitamina B6 e com o crescimento das leveduras.

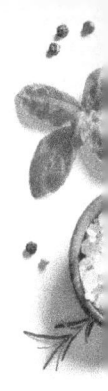

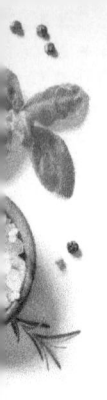

Essa vitamina é uma substância hidrossolúvel, de coloração amarela, em forma de óleo, instável em ácidos, bases e calor. É formada por microrganismos mediante uma ligação amida de beta-alanina e ácido pantoico.

Funções e deficiência do ácido pantotênico

O ácido pantotênico atua na síntese da coenzima-A (CoA), incorporando-se a esta na fosforilação e posteriormente na catálise pelo pantotenato quinase. Nesse formato, ele desempenha outras funções no metabolismo celular e é essencial para a oxidação geradora de energia.

Esse ácido age sobre as proteínas introduzindo um grupo funcional acetila (acetilação), que faz com que se altere a função ou o metabolismo da proteína. Da mesma forma, adiciona um grupo acila (acilação) às proteínas. Por exemplo, os ácidos mirístico e palmítico são normalmente adicionados à proteína.

A deficiência desse ácido é comum em casos de desnutrição grave. Os sintomas relatados são parestesia de pés e mãos, reflexos hiperativos de tendões profundos e fraqueza muscular. Isso se deve à desmielinização, pois o ácido pantotênico está em conjunto com o acetil coenzima-A, agindo na produção do neurotransmissor acetilcolina.

Ainda quanto à deficiência desse nutriente, outros sinais e sintomas que aparecem ao longo das semanas são depressão mental, manifestações gastrointestinais com vômitos e dor, aumento da sensibilidade à insulina e curva de glicose achatada, diminuição do colesterol no soro, assim como atenuação da acetilação de ácido p-aminobenzoico e sulfonamidas, o que reduz a disponibilidade de acetil coenzima-A. Por fim, é possível verificar aumento da susceptibilidade a infecções respiratórias.

Recomendações e fontes dietéticas de ácido pantotênico

As indicações de ingestão do ácido pantotênico ainda são provisórias, com valores que variam entre 4 e 7 mg/dia para adolescentes e adultos, independentemente do gênero. Na tabela a seguir constam esses valores e outros para bebês, mulheres grávidas e lactantes.

Tabela 2.9 – Recomendações de ingestão diária adequada de ácido pantotênico

Idade (homens e mulheres)	Ingestão adequada (mg/d)
0 – 6 meses	1,7
7 – 12 meses	1,8
1 – 3 anos	2
4 – 8 anos	3
9 – 13 anos	4
14 – 18 anos	5
≥ 19 anos	5
Grávidas	6
Lactantes	7

Fonte: Elaborado com base em Padovani et al., 2006, p. 751.

Nos alimentos, o ácido pantotênico é largamente distribuído, e em torno de 85% do ácido pantotênico alimentar está na forma de CoA. O consumo adequado pode ser atingido com fontes como carne bovina, fígado, ovos, brócolis, batata e cereais.

2.2.6 Vitamina B9 ou ácido fólico

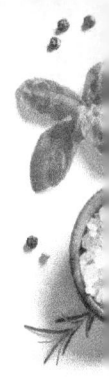

O ácido fólico foi descoberto por Lucy Wills e Manek Mehta, em 1931, como um cofator na levedura, que corrigia a anemia macrocítica em

gestantes. Utiliza-se o termo genérico *folato*, que denomina a família de compostos com atividade similar ao ácido pteroilglutâmico, que é hidrossolúvel. A forma ativa biologicamente da vitamina B9 é o ácido tetra-hidrofólico (THF), que está envolvido nas reações de transferência de carbono para a síntese de DNA e RNA e biossíntese de nucleotídeos essenciais. O ácido fólico também está relacionado com a síntese da vitamina B12.

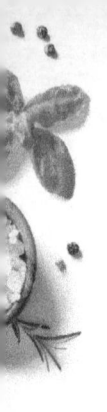

Funções e deficiência do ácido fólico

O folato participa da metilação do DNA; ele doa o grupamento metil (CH3) para formar o S-adenosil-L-metionina (SAM). Assim, o folato é importante no metabolismo, na reprodução, no desenvolvimento e na manutenção da integridade genômica. Também participa da síntese de purinas e pirimidinas.

A deficiência pode ocorrer em casos de baixa ingestão na gravidez e na lactação, de má absorção, de hemólises e de doenças como leucemia. Também existem medicamentos que podem levar ao déficit, como os quimioterápicos, os antibacterianos (trimetoprima), os antimaláricos (pirimetamina) e as drogas antiepilépticas.

A deficiência acarreta a anemia megaloblástica ou perniciosa, que apresenta características semelhantes à deficiência da vitamina B12 e que libera eritrócitos imaturos na circulação em virtude de uma falha na medula óssea. Além disso, pode ocorrer baixa contagem de leucócitos e plaquetas e aumento de neutrófilos segmentados, lesões de mucosa, hiper-homocisteinemia com danos vasculares e defeitos no tubo neural.

Os defeitos do tubo neural podem acarretar encefalopatia e espinha bífida, defeitos de nascença com etiologia multifatorial. Porém, o ácido fólico diminui a prevalência dos casos. A indicação é que a mulher suplemente durante a gestação, até 12 semanas antes, a quantidade de 600 µg por dia.

Recomendações e fontes dietéticas de ácido fólico

Temos em média 17 μmol, ou 7,5 mg, de reserva de folato no organismo, com uma meia-vida biológica de 101 dias; comumente excretamos pela urina cerca de 80 μg de folato por dia. Por isso, estudos relacionados à depleção/repleção estabeleceram as recomendações de ácido fólico, que tem um papel fundamental no fechamento do tubo neural durante a gravidez, o que explica a necessidade de suplementação durante essa fase da vida. Observe a tabela a seguir.

Tabela 2.10 – Recomendações de ingestão diária adequada de ácido fólico

Idade (homens e mulheres)	Ingestão dietética recomendada (RDA)(μg/d)
0 – 6 meses	65*
7 – 12 meses	80*
1 – 3 anos	150
4 – 8 anos	200
9 – 13 anos	300
≥ 14 anos	400
Grávidas	600
Lactantes	500

* Ingestão adequada.
Fonte: Elaborado com base em Padovani et al., 2006, p. 750.

Apesar de os folatos estarem amplamente nos alimentos, sua deficiência é comum – acomete cerca de 8% a 10% da população. Por conta disso, alguns alimentos são fortificados com ácido fólico, mas há outros alimentos com boas fontes de folato, como espinafre, brócolis, ervilhas, grãos, feijões, lentilha, laranja; de fonte animal, podemos citar fígado, gema de ovo, salmão, marisco, entre outros.

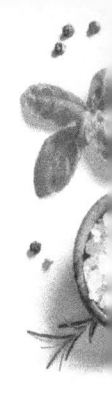

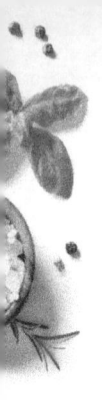

2.2.7 Vitamina B12 ou cobalamina

O primeiro relato da vitamina B12 foi feito em 1849 por Thomas Addison, que observou em pacientes uma "forma notável de anemia", em conjunto com a letargia e a inquietação. Na época, Addison atribuiu a anemia à doença adrenal, algo errôneo, embora esse seja considerado o primeiro relato da doença.

Outros achados foram feitos por George Richards Minot e William P. Murphy, que alimentaram pacientes com anemia perniciosa com grandes quantidades de fígado e registraram melhora nos parâmetros hematológicos. Posteriormente, William Bosworth Castle descobriu que a carne ou fígado tinha algum fator extrínseco que, quando combinado a um fator intrínseco do suco gástrico, trazia resultados positivos para os pacientes com anemia perniciosa. Mais tarde, foi reconhecido que o fator extrínseco era a cobalamina.

Funções e deficiência da vitamina B12

Como mencionamos, a vitamina B12 é fator de duas coenzimas, que desempenham papéis importantes no metabolismo de propionato, aminoácidos e carbonos simples. Isso afeta o funcionamento das células no sistema gastrointestinal, na medula óssea e no tecido nervoso.

A depleção dos estoques de cobalamina pode levar de 2 a 5 anos, isso com a interrupção máxima na absorção. Mesmo alterações bioquímicas demoram a aparecer quando o processo de deficiência já se iniciou, para posteriormente surgirem as manifestações clínicas.

Alguns fatores que podem afetar a absorção da cobalamina são **problemas de gastrite atrófica**, que interferem na secreção gástrica, afetando a liberação da vitamina B12. Do mesmo modo, a acloridria, a gastrectomia e o uso de medicamentos inibem a bomba de prótons ou antiácidos, diminuem o fluxo de ácido clorídrico estomacal e resultam na má absorção de cobalamina proveniente do alimento.

A insuficiência pancreática é outro fator que interfere, uma vez que ocorre a falha na hidrólise da cobalofilina, influenciando a transferência para o fator intrínseco. Pacientes HIV positivos podem progredir para uma deficiência como consequência de alterações do organismo. Pessoas que realizaram cirurgia bariátrica ou com câncer gástrico em que houve a gastrectomia total necessitam de suplementação.

Uma das manifestações mais comuns da deficiência é a anemia megaloblástica, que afeta todas as células em divisão, como as células epiteliais do estômago. As mais afetadas são as células sanguíneas, nas quais predominam a característica da macrocitose (hemácias grandes) e uma maturação nuclear anormal, facilmente detectada pelo volume corpuscular médio (VCM).

Outro aspecto é o neurológico, apesar de ser menos quantificável e apresentar alterações sutis, o que depende da experiência do observador. Acontece uma perda de mielina e posterior degeneração axonal e gliose. Os sintomas costumam ser simétricos, afetando o os pés primeiramente e depois as pernas, as mãos e o tronco. Além disso, senso de vibração e de posição é diminuído e há parestesia, ataxia, distúrbios de marcha, entre outras disfunções incapacitantes.

Recomendações e fontes dietéticas de vitamina B12

As recomendações de ingestão são baseadas em pacientes que recebem a vitamina por via parenteral; trata-se, portanto, de um valor superestimado por não levar em conta a circulação entero-hepática da vitamina. Além disso, a perda diária de cobalamina é de 1 μg quando comparada à reserva corporal de 2.500 µg aproximadamente. Isso demonstra por que a depleção pode levar anos.

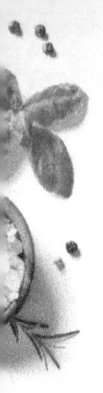

No momento, as recomendações feitas são as apresentadas na próxima tabela.

Tabela 2.11 – Recomendações de ingestão diária adequada de vitamina B12

Idade (homens e mulheres)	Recomendação de Ingestão Adequada (RDA) (µg/d)
0 – 6 meses	0,4*
7 – 12 meses	0,5*
1 – 3 anos	0,9
4 – 8 anos	1,2
9 – 13 anos	1,8
≥ 14 anos	2,4
Grávidas	2,6
Lactantes	2,8

* Ingestão adequada.
Fonte: Elaborado com base em Padovani et al., 2006, p. 751.

Alimentos de origem animal, como carnes, fígado, peixes, aves, produtos lácteos, entre outros, são a única fonte da vitamina B12, e a biodisponibilidade fica em torno de 42% a 66%. Existem alimentos fortificados, como cereais matinais, o que é uma alternativa para vegetarianos estritos. A própria suplementação é uma alternativa.

2.2.8 Biotina

A biotina é composta por um anel com grupamento ureído e outro com enxofre, com uma cadeia lateral de ácido valérico. Nos mamíferos, ela é um cofator essencial para cinco carboxilases, as quais participam do metabolismo intermediário. Em nosso organismo, ocorre de duas formas, livre e ligada: a forma ligada está armazenada nas células, que reage à mudança do estado nutricional da biotina; já a forma livre pode estar presente nos alimentos e ser excretada livre por via urinária.

Esse armazenamento é estabelecido por meio do equilíbrio entre captação celular, liberação, incorporação às carboxilases e histonas, liberação das proteínas biotiniladas durante o *turnover* e catabolismo para metabolitos inativos.

Funções e deficiência da biotina

A biotina está ligada às carboxilases, que são um grupo de enzimas dependentes dela para o funcionamento: acetil-CoA carboxilase, piruvato carboxilase, metilcrotonil-CoA carboxilase e propionil-CoA carboxilase. As duas primeiras inserem o bicarbonato no acetil--coenzima A carboxilase e estão envolvidas em processos relacionados aos ácidos graxos, controlando sua síntese e oxidação.

As outras três carboxilases são mitocondriais. O piruvato carboxilase participa da intermediação do ciclo de Krebs, formando o oxalacetato. A metilcronotil-CoA faz parte da degradação da leucina e também é um biomarcador da deficiência da biotina. O propionil--CoA também auxilia na incorporação do bicarbonato, porém ao propionil-CoA.

Na literatura, a deficiência da biotina foi diagnosticada em indivíduos que consumiam clara de ovo cru por tempo prolongado e aqueles que recebiam nutrição parenteral sem suplementação. Fatores como alcoolismo crônico, doenças gastrointestinais, doença de Leiner e diálise renal levam à deficiência da biotina. Os sinais são dermatite periorificial, conjuntivite, alopecia, ataxia e atraso no desenvolvimento.

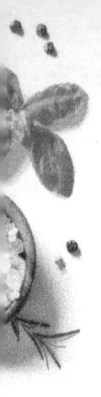

Recomendações e fontes dietéticas de biotina

É preciso desenvolver mais estudos para estabelecer as recomendações de ingestão de biotina de forma assertiva, porém há algumas que são seguidas até o momento, conforme indicado na tabela a seguir.

Tabela 2.12 – Recomendações de ingestão adequada de biotina

Idade (homens e mulheres)	Ingestão adequada (AI) (µg/d)
0 – 6 meses	5
7 – 12 meses	6
1 – 3 anos	8
4 – 8 anos	12
9 – 13 anos	20
14 – 18 anos	25
≥ 19 anos	30
Grávidas	30
Lactantes	35

Fonte: Elaborado com base em Padovani et al., 2006, p. 751.

Os alimentos que têm a biotina em maior quantidade são gema do ovo, fígado, leguminosas, brócolis e abacate. Entretanto, mesmo nesses alimentos, as quantidades presentes são pequenas e, como a necessidade da vitamina é baixa, ela pode ser facilmente obtida pela alimentação.

2.2.9 Colina

Apesar de a colina ter sido descoberta em 1862, somente em 1998 sua importância como nutriente para o organismo foi compreendida. Isso se deu porque o organismo produz endogenamente a colina, mas essa produção não acontece em quantidade suficiente para nosso corpo.

Ela está relatada no grupamento metil, para fazer a S-adenosilmetionina. Faz parte da acetilcolina de neurotransmissor e também das membranas, como elemento dos fosfolipídios. Participa da reabsorção de água nos túbulos renais e dos fatores de ativação de plaquetas.

Funções e deficiência da colina

Primeiramente, foi associado à colina o depósito de gordura no fígado; a baixa ingestão ou deficiência da colina acelera esse episódio. Ela também protege as células hepáticas e musculares contra a morte celular e tem função direta na neurotransmissão colinérgica e no transporte de lipídios do fígado.

Também está relacionada ao crescimento fetal, mais especificamente do cérebro; o desenvolvimento do sistema nervoso central está ligado à disponibilidade da colina, com efeitos no fechamento do tubo neural e nas funções cognitivas.

No organismo, participa da biossíntese dos fosfolipídios, importante para a função celular e a estrutura das membranas. Também integra a sinalização intracelular e o transporte das lipoproteínas de baixa densidade do fígado. Por conta disso, concentrações baixas levam à elevação da aminotransferase e, consequentemente, à esteatose hepática, principalmente em pessoas que necessitam de dieta parenteral.

A deficiência leva a prejuízos hepáticos, como já mencionamos. Além disso, a falta da colina eleva a creatina fosfoquinase, o que causa danos musculares. Mulheres na pós-menopausa e homens são mais suscetíveis à deficiência de colina, pois o estrogênio tem relação com a biodisponibilidade desse micronutriente.

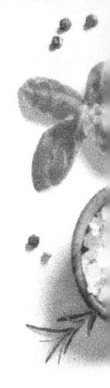

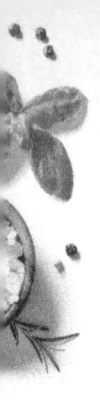

Recomendações e fontes dietéticas de colina

As recomendações estabelecidas atualmente são baseadas em valores estimados de ingestão adequada, ou seja, ainda é necessário desenvolver mais estudos para que se estipule um valor apropriado de consumo. Para o momento, existem as diretrizes indicadas na tabela a seguir.

Tabela 2.13 – Recomendações de ingestão diária adequada de colina

	Idade	Ingestão adequada (AI) (mg/d)
Bebês	0 – 6 meses	125
	7 – 12 meses	150
Crianças	1 – 3 anos	200
	4 – 8 anos	250
Homens	9 – 13 anos	375
	> 14 anos	550
Mulheres	9 – 13 anos	375
	14 – 18 anos	400
	> 19 anos	425
Grávidas		450
Lactantes		550

Fonte: Elaborado com base em Padovani et al., 2006, p. 752.

A colina está presente nos alimentos abundantemente, na maior parte como fosfatidilcolina. O fígado e o ovo são boas fontes, e o consumo de um ovo corresponde a aproximadamente 33% da necessidade diária de colina. Outros alimentos, como couve-flor, leite, amendoim e carnes, também contêm colina. O leite humano é uma rica fonte, e as fórmulas infantis foram acrescidas de colina para evitar deficiência nos bebês.

2.2.10 Vitamina C

A descoberta da vitamina C teve como um dos motivos o escorbuto, ou seja, sua deficiência no corpo humano. Existem relatos dos egípcios sobre a patologia e, mais tarde, dos navegantes dos séculos XVI e XVII. No entanto, apesar da cura simples, a doença perdurou por muito tempo.

Em 1753, James Lind fez um experimento com marinheiros que tinham escorbuto grave, separando-os em grupos e administrando em um deles fruta cítrica, sendo este o grupo que se curou. Porém, na época, Lind relacionou a cura com outros fatores que não estavam ligados à doença. Por conta disso, em 1795, a Marinha Real Britânica tornou obrigatório o consumo de 28 g de suco de frutas cítricas para os marinheiros, uma regra que só passou a ser efetivamente cumprida em 1854.

Contudo, a doença ainda era presente. Após a Primeira Guerra Mundial, as pesquisas acerca do princípio antiescorbútico se intensificaram. Os pesquisadores Albert Szent-Gyorgyi e C. C. King, de forma independente, descobriram qual era a substância antiescorbuto, Szent-Gyorgyi a chamou de *ácido ascórbico* e ganhou o Prêmio Nobel em 1937 pela pesquisa.

A vitamina C pode ser denominada também de *L-ácido ascórbico*, *ácido deidroascórbico*, *ascorbato* e *vitamina antiescorbútica*. A forma biologicamente ativa é o ascorbato, solúvel em água e instável, oxidado reversivelmente em semideidroascórbico e radical ascorbato.

Funções e deficiência da vitamina C

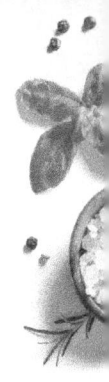

A vitamina C é importante cofator ou cossubstrato para diferentes enzimas. Um exemplo de sua participação é a síntese de colágeno, de carnitina e de catecolaminas, a amidação de peptídeos e o metabolismo da tirosina. Além disso, ela converte o colesterol em ácidos biliares e faz a metabolização iônica de minerais.

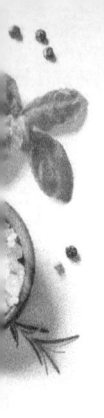

O ascorbato tem facilidade de doar elétrons e grande potencial antioxidante. Tem a capacidade de repelir os radicais, reagindo com o radical superóxido e um próton, gerando peróxido de hidrogênio, ou com o radical hidroxila, formando água. Também previne a peroxidação lipídica e a oxidação do colesterol LDL e regenera o alfatocoferol, que é a vitamina E. Do mesmo modo, a vitamina C melhora a absorção do ferro no intestino delgado.

O escorbuto, principal doença relacionada, causa sangramento gengival, afeta a cicatrização das feridas e provoca anemia, fadiga, depressão e, em casos severos, o óbito. Nos dias atuais, o aparecimento só ocorre se houver uma baixa ingestão, de menos de 10 mg/dia, por um período de 4 a 6 meses. Os primeiros sinais são sangramentos subcutâneos e hematomas e, posteriormente, aparecem os demais sintomas.

Os grupos vulneráveis são alcoolistas, usuários de drogas ilícitas, portadores de patologias que afetem a absorção no trato gastrointestinal, tabagistas e pessoas com dietas pobres em frutas e verduras.

Recomendações e fontes dietéticas de vitamina C

Dado que os indivíduos não conseguem armazenar vitamina C, o consumo diário é necessário para que não haja deficiência. Na tabela a seguir constam as recomendações de ingestão. Doses acima das recomendações podem causar efeitos adversos, como diarreia, distúrbios gastrointestinais, aumento da excreção de oxalato, cálculos renais e aumento da excreção de ácido úrico. A vitamina C em excesso não utilizada é excretada.

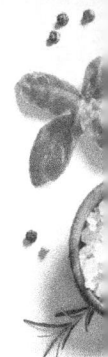

Tabela 2.14 – Recomendações de ingestão dietética diária adequada de vitamina C

	Idade	Recomendação de Ingestão Adequada (RDA) (mg/d)
Crianças	1 – 3 anos	15
	4 – 8 anos	25
Homens	9 – 13 anos	45
	14 –18 anos	75
	> 19 anos	90
Mulheres	14 – 18 anos	65
	> 19 anos	75
Grávidas	14 – 18 anos	80
	> 19 anos	85
Lactantes	14 – 18 anos	115
	> 19 anos	120

Fonte: Elaborado com base em Padovani et al., 2006, p. 749.

A vitamina C é encontrada somente em alimentos de origem vegetal. Assim como as demais vitaminas e minerais, sua concentração é afetada por fatores como época do ano, transporte, estágio de maturação, tempo de armazenamento e modo de cocção.

Os alimentos fontes da vitamina são as frutas cítricas e, além delas, vegetais como agrião, brócolis, rúcula, couve-flor, entre outros. O ideal é o consumo desses vegetais *in natura*, pois, quando cozidos, a vitamina C é facilmente perdida na água.

2.3 Minerais

Os minerais são elementos inorgânicos combinados com outros constituintes orgânicos, como enzimas, hormônios e aminoácidos. Em uma alimentação balanceada e equilibrada, é possível suprir a demanda do organismo; porém, em determinados casos, ocorre a necessidade de suplementar alguns minerais por meio de fármacos.

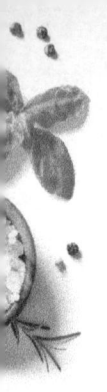

2.3.1 Cálcio

O cálcio é tido como um mineral essencial por estar relacionado a funções biológicas no organismo. O papel mais conhecido do cálcio é estrutural, em ossos e dentes, contudo ele apresenta outras funções, como a modulação das proteínas-chave biológicas para ativar propriedades catalíticas e mecânicas

Funções e deficiência do cálcio

A maioria do cálcio no organismo se encontra nos ossos, que também são compostos por fósforo, magnésio, traços de estrôncio e flúor. Por isso, os ossos são a reserva de cálcio e fósforo para a manutenção no plasma e no fluido extracelular.

Outra função é a de sinalização intracelular. Para que isso aconteça, é preciso um estímulo interno ou externo que causa a alteração no Ca^{2+} em um local específico da célula. Com isso, acontece a liberação de uma reserva de Ca^{2+} da célula ou ocorre a entrada de Ca^{2+}. Essa função é utilizada em diversas comunicações entre as células, como no caso da contração muscular, da secreção hormonal, dos neurotransmissores, da adesão celular e da função das proteínas do citoesqueleto.

O cálcio é mantido em homeostase no organismo pela ação do paratormônio (PTH), liberado pela paratireoide quando o cálcio fica abaixo dos limites. O PTH atua também nos rins e no intestino, aumentando a reabsorção do cálcio, bem como nos ossos, liberando o cálcio para a corrente sanguínea. Entretanto, quando o cálcio entra em equilíbrio, precisa de um hormônio antagônico, a calcitonina, a qual faz o processo inverso do PTH, que é inibir a reabsorção óssea e aumentar a fixação nos ossos.

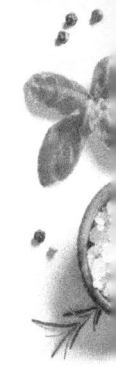

Os ossos e os dentes estão em constante processo de renovação. Na infância, em razão do crescimento, os osteoblastos têm uma atividade maior. Posteriormente, na fase adulta, isso tende a se equilibrar; nas mulheres em menopausa e nos homens idosos, a ressorção acaba sendo maior, podendo levar a quadros de osteoporose.

A deficiência leva a dois quadros conhecidos: na infância, o raquitismo e, na fase adulta, a osteoporose.

O raquitismo não é tão comum atualmente, porém afeta áreas endêmicas. Ocorre por uma falha na mineralização óssea, na qual a cartilagem das epífises continua crescendo, mas não é substituída pela matriz óssea e mineral. Os primeiros sinais são o amolecimento do crânio e, com o avançar da doença, a deformação dos ossos longos, em virtude do peso do corpo da criança, que fica com as pernas arqueadas, como mostra a figura a seguir. Esse processo pode afetar adolescentes no estirão da puberdade.

Figura 2.4 – Processo de deformação dos ossos longos

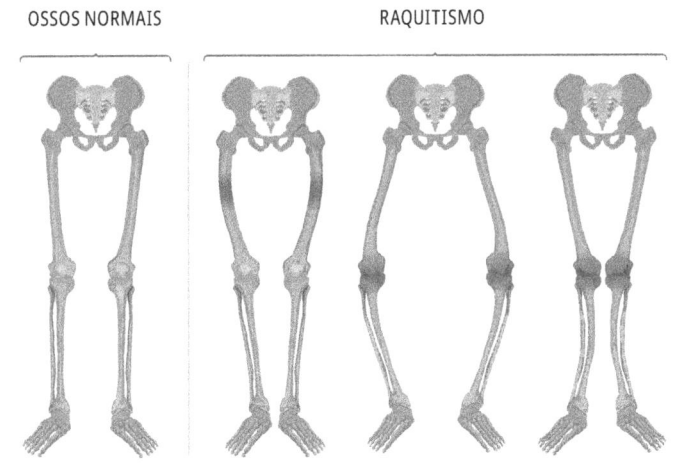

OSSOS NORMAIS   RAQUITISMO

Double Brain/Shutterstock

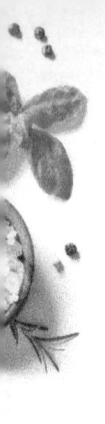

Na fase adulta, outra questão que afeta os ossos é a osteomalácia, na qual acontece um defeito na remineralização óssea que vai provocando a desmineralização progressiva, porém com a matriz óssea preservada. Os sinais são dores ósseas, deformidade no esqueleto e fraqueza muscular. Tanto o raquitismo como a osteomalácia podem estar relacionados à deficiência da vitamina D, uma vez que ambos se referem à absorção do cálcio.

Outra deficiência é a osteoporose, que difere da osteomalácia, pois naquela acontece a perda da matriz mineral óssea, conforme ilustra a figura a seguir. Essa menor densidade do osso acaba por deixá-lo mais suscetível a fraturas. Isso é um processo que acontece naturalmente; ao longo do envelhecimento, é natural ocorrer essa perda óssea.

Figura 2.5 – Osso afetado pela osteoporose

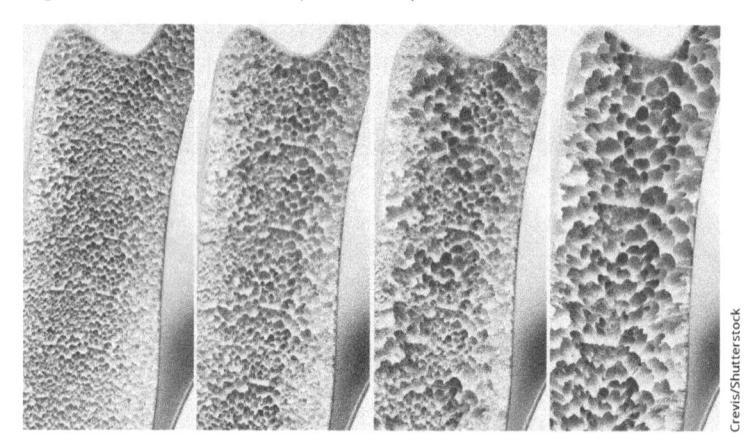

Crevis/Shutterstock

Recomendações e fontes dietéticas de cálcio

A demanda de cálcio condiz com a quantidade de cálcio dietético para a reposição do que foi eliminado pela urina, pelas fezes e pelo suor, com o acréscimo do utilizado para o crescimento ósseo nos períodos de aumento esquelético. Essas quantidades variam conforme os ciclos da vida em virtude do crescimento esquelético e, posteriormente, por conta das questões de absorção e excreção. Na próxima tabela constam as recomendações de ingestão adequada para as diferentes faixas etárias.

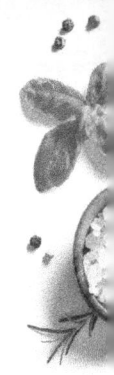

Tabela 2.15 – Recomendações de ingestão dietética diária de cálcio

	Idade	Recomendação de Ingestão Adequada (RDA) (mg/d)
Crianças	1 – 3 anos	700
	4 – 8 anos	1000
Homens	9 – 13 anos	1300
	14 – 18 anos	1300
	19 – 70 anos	1000
	> 70 anos	1200
Mulheres	9 – 13 anos	1300
	14 – 18 anos	1300
	19 – 50 anos	1000
	> 51 anos	1200
Grávidas	14 a 18 anos	1300
	> 19 anos	1000
Lactantes	14 a 18 anos	1300
	> 19 anos	1000

Fonte: Elaborado com base em Padovani et al., 2006, p. 745.

A ingestão de doses acima do recomendado não traz benefícios, e pode ocorrer toxicidade por conta disso. Pode acontecer formação de cálculos renais, síndrome de hipercalcemia e insuficiência renal. É importante ressaltar que o consumo inadequado da vitamina

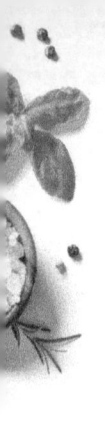

D também pode levar a quadros como esses, principalmente da hipercalcemia.

Os alimentos que contêm cálcio são o leite e os vegetais de folhas verdes. O leite integral tem em torno de 123 mg/100 mL, ou seja, o leite e seus derivados colaboram com cerca de dois terços da ingestão diária de cálcio. O restante é complementado com vegetais, frutas e grãos.

2.3.2 Fósforo

O fósforo foi descoberto por Henning Brandt em 1669, quando ele estava em busca de um composto que transformasse metal em ouro. Foi por issoque ele destilou e aqueceu imensamente tonéis de urina, o que resultou em um material que brilhava no escuro, chamado de *fósforo* – do grego, *phos* (luz) e *phoros* (portador).

Na natureza, o fósforo é encontrado na forma de fosfato. No corpo humano também, e uma pequena quantia está na forma livre. Os indivíduos adultos contêm cerca de 600 a 900 g de fósforo corporal total, e 85% dele está estocado como hidroxiapatita em ossos, dentes, na forma intracelular tecidual e no líquido extracelular.

Funções e deficiência do fósforo

O fósforo é um mineral presente em todo o nosso organismo. Ele participa de diversas funções, desde a transferência de informação genética até a produção de energia. Além do cálcio, os ossos são constituídos de fosfato, que, juntos, formam a hidroxiapatita, que corresponde a 60-65% do peso total dos ossos.

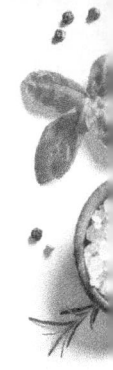

O fósforo faz parte das membranas celulares, pois compõe fosfolipídios, fosfoglicídeos, fosfoproteínas, ácidos nucleicos e nucleotídeos. Além disso, atribui a permeabilidade seletiva à membrana celular. Na forma de fosfato, age na agregação plaquetária e ativa os fatores X e V na cascata de coagulação.

Na homeostase corporal, o fósforo é fundamental, pois participa na transdução de sinal entre as células; nos tecidos, contribui na atividade das quinases e das fosforilases. Também ajuda na manutenção do equilíbrio ácido-básico do corpo. Além dessas funções, regula, por meio do sistema de enzimas-chave, o metabolismo dos macronutrientes, participando do ciclo de Krebs, inicialmente no metabolismo do glicogênio, pela atividade das enzimas glicogênio sintase e glicogênio fosforilase, e posteriormente de ATP, ADP, NAD, FAD e da regulação das enzimas piruvato desidrogenase, isocitrato desidrogenase e alfacetoglutarato desidrogenase.

Como mencionamos, o fósforo participa do ciclo de Krebs e, consequentemente, tem importância no metabolismo energético. Ele participa da sinalização celular, pois faz parte da estrutura química das coenzimas e é componente-chave para a adenosina trifosfato (ATP), que é uma molécula temporária de armazenacontece amento de energia.

A deficiência é raramente notificada, pois somente em situações extremas. Uma delas é o uso crônico de antiácidos à base de alumínio, pois eles formam um complexo com o fósforo que impede sua absorção. Em casos de desnutrição, aumenta a excreção urinária, o que também acontece em diabéticos com cetoacidose.

Pessoas que fazem a utilização de glicocorticoides, que têm consumo elevado de magnésio e a presença de hipoparatireoidismo podem reduzir a absorção do fósforo. O consumo de álcool em estado crônico, em virtude da baixa ingestão de alimentos, também pode levar ao quadro de déficit nutricional do fósforo.

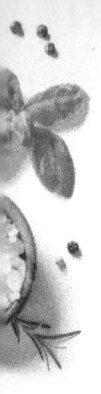

Recomendações e fontes dietéticas de fósforo

Para a ingestão do fósforo, estima-se um valor de 20 mg/kg. A tabela a seguir apresenta a ingestão dietética recomendada estabelecida de acordo com a faixa etária.

Tabela 2.16 – Recomendações de ingestão dietética diária de fósforo

Idade		Recomendação de Ingestão Adequada (RDA) (mg/d)
Crianças	1 – 3 anos	460
	4 – 8 anos	500
Homens/ mulheres	9 – 13 anos	1250
	14 – 18 anos	1250
	> 19 anos	700
Grávidas	≤ 18 anos	1250
	19 – 50 anos	700
Lactantes	≤ 18 anos	1250
	19 – 50 anos	700

Fonte: Elaborado com base em Padovani et al., 2006, p. 745.

Como já citamos, a deficiência em fósforo é rara, já que esse mineral está amplamente distribuído nos alimentos tanto de origem animal como de origem vegetal. Por exemplo, o teor de fósforo em 100 g de um bife assado é de 221 mg; na soja assada, de 649 mg; no arroz integral, de 106 mg. Como podemos perceber, a quantidade de fósforo varia bastante nos alimentos, mas sempre está presente. Além disso, nos alimentos processados, a maioria dos aditivos alimentares contém fósforo, por isso o elemento está presente neles também.

2.3.3 Magnésio

A deficiência de magnésio foi relatada pela primeira vez por Jack Kruse e outros pesquisadores, em 1930, quando fizeram observações sistêmicas em cães e ratos. Com relação a humanos, a primeira publicação aconteceu em 1934, em pacientes com várias doenças em conjunto. Edmund Flink, em 1950, observou a depleção desse mineral em alcoolistas e pacientes submetidos a soluções intravenosas sem magnésio. Esse micronutriente é importante porque faz parte das funções celulares, como o transporte do potássio e do cálcio, além de modular sinais de transdução, metabolismo energético e proliferação celular.

Funções e deficiência do magnésio

O magnésio faz parte de mais de 300 reações metabólicas essenciais e sofre duas interações. Na primeira, o Mg^{2+} se liga a um substrato, formando um complexo que vai interagir com a enzima, como nas reações de quinases com o trifosfato de adenosina, gerando MgATP. Na segunda, o Mg^{2+} se liga de modo direto à enzima, alterando-a estruturalmente ou fazendo um papel catalítico.

A atividade fundamental é relacionada ao ATP, pois é o responsável por fornecer energia, porém ele fica presente nas células na forma de $MgATP^{2-}$. Assim, o magnésio é essencial para o ciclo glicolítico, além do ciclo do ácido cítrico, das proteínas quinases e das polimerases do DNA e do RNA.

A deficiência de magnésio atinge principalmente pacientes agudos ou cronicamente enfermos. Não é uma carência tão rara de acontecer. Algumas das causas são distúrbios gastrointestinais, como vômitos prolongados, diarreia aguda e crônica, colite ulcerativa, síndrome de má absorção, pancreatite aguda, ressecção ou desvio de intestino delgado.

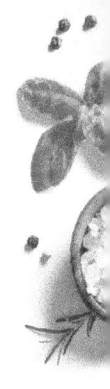

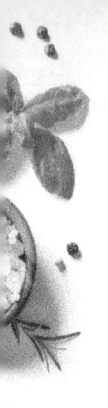

A eliminação pela urina de forma excessiva também pode diminuir os níveis de magnésio, assim como doenças renais. A utilização de fármacos, como diuréticos ou outros, que tenham a interação com o magnésio ajuda a baixar seu valor. A diabetes melito está ligada à redução dos valores de magnésio no organismo, por conta das perdas renais geradas pela diurese osmótica da hiperglicosúria.

Alguns sinais clínicos de hipomagnesemia são hipocalcemia, que diminui a secreção do paratormônio; manifestações neuromusculares, como espasmos; crises epilépticas; fraqueza muscular; ataxia; depressão; psicose, entre outros. Provoca também a perda de potássio, manifestações cardíacas, como arritmia, hipertensão, enxaqueca, asma e câncer de cólon.

Recomendações e fontes dietéticas de magnésio

O consumo na dieta brasileira varia de 122 a 313 mg/dia, o que acaba ficando abaixo dos níveis recomendados, principalmente na faixa etária dos adolescentes, como é possível ver na tabela a seguir.

Tabela 2.17 – Recomendações de ingestão dietética diária de magnésio

	Idade	Recomendação de Ingestão Adequada (RDA) (mg/dia)
Bebês	0 – 6 meses	30*
	6 – 12 meses	75*
Crianças	1 – 3 anos	80
	4 – 8 anos	130
Homens	9 – 13 anos	240
	14 – 18 anos	410
	19 – 30 anos	400
	> 31 anos	400

(continua)

(Tabela 2.17 – conclusão)

	Idade	Recomendação de Ingestão Adequada (RDA) (mg/dia)
Mulheres	9 – 13 anos	240
	14 – 18 anos	360
	19 – 30 anos	310
	> 31 anos	320
Gestantes	14 – 18 anos	400
	19 – 30 anos	350
	31 – 50 anos	360
Lactantes	14 – 18 anos	360
	19 – 30 anos	310
	31 – 50 anos	320

* Ingestão adequada.
Fonte: Elaborado com base em Padovani et al., 2006, p. 746.

A concentração de magnésio nos alimentos varia, entretanto ele está amplamente distribuído nos alimentos tanto de origem animal como de origem vegetal. Os vegetais folhosos apresentam maior quantidade desse mineral, pois o magnésio faz parte da clorofila.

Além disso, produtos marinhos, nozes, leite e derivados e cereais contêm magnésio. Os cereais refinados acabam por perder grande parte do mineral nesse processo.

2.3.4 Ferro

O ferro é um dos minerais mais estudados ao longo da história e talvez o mais elucidado, por isso conhecemos o papel fundamental que o ferro tem em nosso organismo, que abrange desde a produção de eritrócitos e a síntese de DNA até a respiração celular.

O ferro é encontrado em duas formas de oxidação: na forma ferrosa (Fe^{2+}) e na forma férrica (Fe^{3+}). Isso afeta o papel catalítico do ferro nas múltiplas reações redox necessárias ao metabolismo.

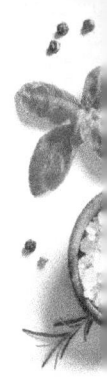

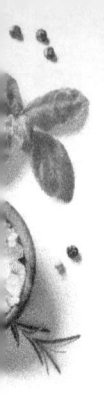

No organismo humano, a forma mais encontrada é o ferro heme, presente em fontes animais; o ferro não heme pode ser obtido por alimentos de origem vegetal.

Figura 2.6 – Estrutura química do ferro heme

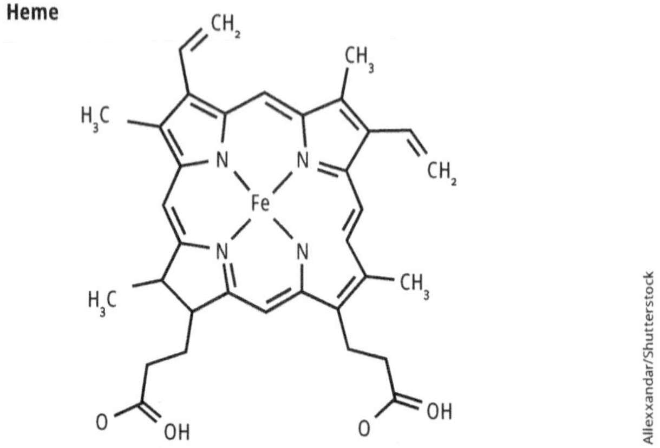

Funções e deficiência do ferro

O ferro heme tem algumas funções, como o transporte do oxigênio por meio da hemoglobina, e nesse formato representa cerca de dois terços do ferro no organismo. Além disso, existe a ferritina, que é a reserva de ferro disponível. Ela é constituída por 24 subunidades proteicas que formam uma esfera com um núcleo férrico. Quando necessário, é dessa fonte que o ferro é liberado.

A deficiência de ferro mais conhecida é a anemia, um problema de saúde pública em âmbito mundial, atingindo em sua maioria mulheres. Porém, é um problema que pode ocorrer em qualquer fase do ciclo da vida. A anemia é caracterizada pela deficiência da produção de hemoglobina, o que acaba por reduzir o transporte de oxigênio para os tecidos.

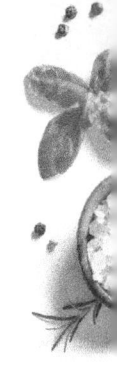

Os sinais clínicos da anemia são cansaço persistente, respiração curta, dores de cabeça, palpitações, tontura, irritabilidade, apatia e capacidade de trabalho reduzida. É importante avaliar os parâmetros bioquímicos do sangue para ter um diagnóstico correto. As características da anemia ferropriva são os níveis baixos na concentração de hemoglobina: para homens, menor que 13 g/dL; para mulheres, menor que 12 g/dL. Nesse caso, também é importante observar a saturação da transferrina, que deve ser menor que 20%, e da ferritina sérica, que deve ser menor 30 ng/mL, para caracterizar a anemia.

Outras modificações que a deficiência de ferro pode provocar são observadas no sistema nervoso central, com alteração no equilíbrio e na síntese de neurotransmissores. O ferro participa da produção de serotonina e dopamina e é precursor de epinefrina e norepinefrina. Desse modo, com deficiência de ferro no organismo, pode ocorrer uma redução na síntese de mielina, o que acarreta um prejuízo na formação sináptica.

Essas questões afetam funções cognitivas e psicomotoras. Em crianças e bebês, acabam por comprometer o crescimento e o desenvolvimento intelectual, além de provocar baixa estatura.

Recomendações e fontes dietéticas de ferro

As indicações na tabela a seguir foram estabelecidas pelo IOM, conforme a faixa etária.

Tabela 2.18 – Recomendações de ingestão dietética diária de ferro

	Idade	Recomendação de Ingestão Adequada (RDA) (mg/dia)
Bebês	0 – 6 meses	–
	7 – 12 meses	11

(continua)

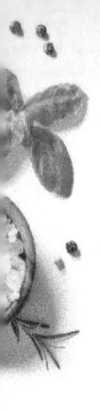

(Tabela 2.18 – conclusão)

Idade		Recomendação de Ingestão Adequada (RDA) (mg/dia)
Crianças	1 – 3 anos	7
	4 – 8 anos	10
Homens	9 – 13 anos	8
	14 – 18 anos	11
	19 – 70 anos	8
Mulheres	9 – 13 anos	8
	14 – 18 anos	15
	19 – 50 anos	18
	51 – 70 anos	8
Grávidas	≤ 18 anos	27
	19 – 50 anos	27
Lactantes	≤ 18 anos	10
	19 – 50 anos	9

Fonte: Elaborado com base em Padovani et al., 2006, p. 745.

No organismo, os homens apresentam cerca de 3,8 g de ferro, e as mulheres, cerca de 2,3 g, a maior parte na forma de ferro heme. Por ser um problema de saúde pública, alguns alimentos são adicionados de ferro, como os cereais.

A absorção do ferro sofre interferência de alguns fatores. Existem alguns inibidores, como ácido oxálico, taninos, fitatos, polifenóis, fosfato, carbonato e fibras, além de comorbidades como infecções/inflamações, falta de ácido gástrico e reserva de ferro alta. Da mesma forma, há fatores que potencializam a absorção do ferro, como vitamina C, ácido cítrico, lisina, histidina, cisteína, metionina, frutose e a proteína em si. Esses são aspectos que, quando combinados com as fontes de ferro na dieta, aumentam a absorção do ferro. Um exemplo é a ingestão de carne seguida de um suco de laranja.

2.3.5 Zinco

O zinco foi primeiramente evidenciado em 1869, quando foi identificada a primordialidade para o crescimento do *Aspergillus niger*, um tipo de fungo. Em 1930, o zinco foi reconhecido como nutriente essencial para plantas e animais e, em 1961, para seres humanos.

Ainda não estão totalmente elucidadas suas funcionalidades, porém sabemos que o zinco é indispensável para a estrutura e a atividade de mais de 300 enzimas de diversas espécies. Também é conhecida sua função regulatória na síntese de ácidos nucleicos e proteínas, no metabolismo glicolítico, na secreção da insulina e no metabolismo de alguns hormônios.

Funções e deficiência do zinco

Como vimos, as funções do zinco ainda não foram amplamente esclarecidas, pela sua presença subcelular praticamente em todos os lugares, diferente do ferro, que está em componentes celulares determinados e desempenha funções específicas.

Sabemos, no entanto, que o zinco desempenha três papéis fisiológicos: funções catalíticas, estruturais e regulatórias.

A função catalítica do zinco atua em seis classes enzimáticas, e mais de 300 metaloenzimas dependentes de zinco foram identificadas. Isso significa que a enzima, para realizar sua atividade com mais velocidade, depende do zinco. São exemplos: RNA polimerases I, II e III, fosfatase alcalina e anidrases carbônicas.

A função estrutural passou a ser conhecida em 1985, quando foi identificado o fator de transcrição em oócito de rã, que continha focos de zinco, chamados de *fingers de zinco*. Eles utilizam cisteína e histidina para formar um complexo com a coordenação do Zn^{2+}, e esse complexo, quando retirado, faz com que o zinco da molécula perca sua estrutura e sua função, acabando por ser degradada.

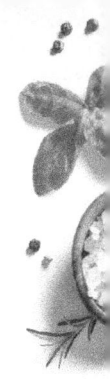

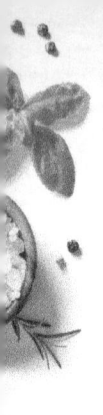

Posteriormente, foram sendo esclarecidas questões acerca do transcriptoma humano, no qual há 2.500 genes para as proteínas *fingers* de zinco, o que representa em torno de 8% do genoma. As proteínas *fingers* também se ligam às moléculas de RNA, e isso mostra que o zinco é importante no controle transcricional e translacional, modulando processos e a transdução de sinal. Daí o potencial do zinco nas terapias, inclusive na terapia genética.

A função regulatória se deve à regulação de genes específicos dependentes do zinco. Nesse caso, o zinco atua nas vias de sinalização celular, nas quais o Zn^{2+} tem um papel parecido com o do das cálcio no nível intracelular, regulando a atividade das quinases e fosforilases. Além disso, o zinco está presente no sistema nervoso central, influenciando as transmissões sinápticas.

A deficiência de zinco vem se tornando um problema recorrente nos últimos anos e pode decorrer de cinco causas gerais isoladas ou combinadas. São elas: ingestão inadequada, aumento das necessidades, má absorção e utilização prejudicada pelo organismo.

Em crianças, a deficiência de zinco pode ocasionar problemas no crescimento e maturação sexual tardia; em adultos, impotência sexual. Também pode ocorrer alopecia, diarreia e inflamação intestinal, lesões cutâneas, deficiências imunológicas, diminuição no paladar (hipogeusia), redução do apetite, lesões oculares, atraso na cicatrização epitelial tanto de feridas como de queimaduras e úlceras de decúbito. Vale ressaltar que nem sempre aparecem todos os sinais clínicos de uma vez – podem aparecer somente alguns pontuais –, por isso cabe uma avaliação minuciosa tanto alimentar como bioquímica.

Recomendações e fontes dietéticas de zinco

Uma das causas principais da deficiência de zinco é a ingestão inadequada. Podemos ver a recomendação do IOM na tabela a seguir, porém não é levada em conta a biodisponibilidade do zinco, que pode ser afetada por diversos fatores, como o estado nutricional da pessoa, a forma química disponível nos alimentos e a presença de inibidores e promotores na refeição.

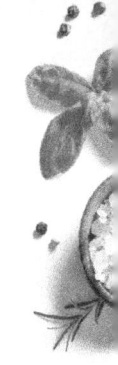

Tabela 2.19 – Recomendações de ingestão dietética diária de zinco

	Idade	Recomendação de Ingestão Adequada (RDA) (mg/dia)
Bebês	0 – 6 meses	2*
	7 – 12 meses	3
Crianças	1 – 3 anos	3
	4 – 8 anos	5
Homens	9 – 13 anos	8
	14 – 18 anos	11
	19 – 50 anos	11
	≥ 51 anos	11
Mulheres	9 – 13 anos	8
	14 – 18 anos	9
	19 – 50 anos	8
	≥ 51 anos	8
Grávidas	14 – 18 anos	12
	19 – 50 anos	11
Lactantes	14 – 18 anos	13
	19 – 50 anos	12

* Ingestão adequada.
Fonte: Elaborado com base em Padovani et al., 2006, p. 748.

O zinco está amplamente distribuído em alimentos como carnes vermelhas, frutos do mar, grãos integrais e alimentos fortificados. Os grãos processados acabam por perder esse mineral durante o processo de refinamento. Outras fontes são ostras e castanhas, como a castanha-de-caju (contém 4,7 mg de zinco em 100 g) e a semente de gergelim (5,2 mg de zinco em 100 g).

2.3.6 Cobre

Há mais de 200 anos, o cobre foi convencionado como integrante de plantas e invertebrados marinhos inferiores. Em 1921, Oscar Bodansky constatou que existe cobre no encéfalo humano. Na mesma época, pesquisadores identificaram em um fragmento de fígado, associado a sais de ferro, um papel fisiológico específico do cobre necessário para tratar a anemia em ratos e mamíferos. A deficiência de cobre foi observada em humanos por meio da doença de Menkes, porém somente décadas depois foi encontrado o defeito fisiológico subjacente.

Nos dias atuais, já se estabeleceu que o cobre é um nutriente essencial. Ele se encontra em dois estados de oxidação, Cu^{2+} (cúprico) e Cu^{3+} (cuproso), que se alternam nas reações enzimáticas. A maioria da ocorrência de cobre está unida com proteínas, em interações com cadeias laterais de aminoácidos.

Funções e deficiência do cobre

Como o cobre facilmente se reveza entre os estados de oxidação de cúprico e cuproso, é útil em diversos sítios ativos de ação de enzimas e processos de sinalização celular. Participa também da respiração aeróbica, por ser necessário como cofator da enzima oxidase, a COX, que faz parte da cadeia respiratória mitocondrial.

O cobre também faz parte da lisil oxidase (LOX), uma amina oxidase que é responsável pela formação do colágeno e da elastina. Outra função é ser um cofator na defesa contra os radicais livres, pois participa do sistema de defesa antioxidante contra espécies reativas ao oxigênio.

O cobre tem papel essencial na homeostase do ferro, por conta da participação em duas enzimas ferroxidases: ceruloplasmina e hefaestina. Da mesma forma, integra outra enzima, a tirosinase, que converte a tirosina em melanina. Além de cofator enzimático, o cobre tem funções não enzimáticas, como a atuação na angiogênese, na mielinização dos nervos, na expressão genética, no crescimento e no desenvolvimento. Nas questões inflamatórias, age nas interleucinas e inibe o fator de transcrição NF-kB. Também é um eficaz agente antimicrobiano.

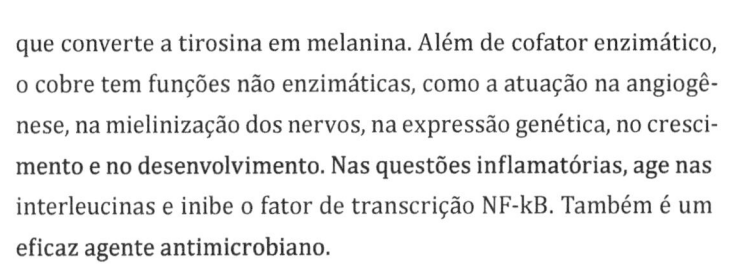

A deficiência decorre de síndromes de má absorção grave ou doença metabólica hereditária, como a doença de Menkes e a de Wilson, porém são casos raros. Pode ocorrer em pacientes em nutrição parenteral total ou por tempo prolongado sem a suplementação de cobre, em bebês prematuros que consomem fórmula infantil com baixa quantia do mineral, em neonatos com diarreia crônica ou desnutrição, em pacientes queimados graves, em pessoas com diálise peritoneal ou diálise renal e em pessoas que consomem altas doses de zinco, antiácidos ou quelantes de cobre.

Além dos baixos níveis de cobre, a deficiência afeta a atividade de ferroxidase sérica, que é reduzida. Alguns sinais clínicos encontrados são anemia, leucopenia, neutropenia, artrite, doença arterial despigmentação, miocardiopatia e anormalidades neurológicas.

Recomendações e fontes dietéticas de cobre

As recomendações de ingestão de cobre foram definidas em 2001 pelo IOM. Observe a tabela a seguir.

Tabela 2.20 – Recomendações de ingestão dietética de cobre

	Idade	Recomendação de Ingestão Adequada (RDA) (µg/dia)
Bebês	0 – 6 meses	200*
	7 – 12 meses	220*

(continua)

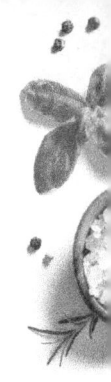

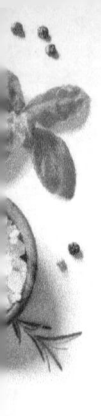

(Tabela 2.20 – conclusão)

	Idade	Recomendação de Ingestão Adequada (RDA) (µg/dia)
Crianças	1 – 3 anos	340
	4 – 8 anos	440
Adultos	9 – 13 anos	700
	14 – 18 anos	890
	19 – 50 anos	900
	≥ 51 anos	900
Grávidas	14 – 18 anos	1000
	19 – 50 anos	1000
Lactantes	14 – 18 anos	1300
	19 – 50 anos	1300

* Ingestão adequada.
Fonte: Elaborado com base em Padovani et al., 2006, p. 747.

O cobre é largamente distribuído nos alimentos e, em 100 g, pode variar entre 300 e 2.000 µg. Por exemplo, no peixe cozido, há 7 µg em 100 g; no bife de boi, 15 µg em 100 g. Tratamentos químicos com agentes redutores ou oxidantes podem afetar a biodisponibilidade do cobre nos alimentos.

2.3.7 Iodo

Historicamente, o iodo foi evidenciado por conta de sua deficiência, que gera o bócio. Em 1811, Bernard Courtois foi creditado pela descoberta do iodo e, em 1820, François Coindet fez a primeira utilização para o tratamento do bócio, cujos resultados foram publicados. Outros estudos posteriores convalidaram o uso do iodo para o tratamento do bócio.

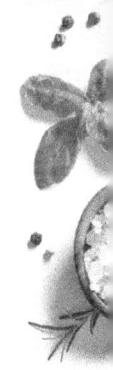

Há outros estudos, como um de Ohio (Estados Unidos), realizado entre 1917 e 1922, que acompanhou 4.495 crianças e mostrou os efeitos profundos da suplementação de iodo e a frequência do bócio. Nessa época, em 1924, na cidade de Michigan, foi estabelecido que o sal deveria ser iodado como medida de prevenção ao bócio.

Na Suíça, no mesmo tempo, verificou-se que o consumo diário de menos de 100 µg de iodo era eficaz para prevenir o bócio. Também foi feita a profilaxia pelo sal iodado em algumas partes do país. Em 1991, a Organização Mundial da Saúde (OMS), na Conferência Mundial de Saúde em Genebra, estipulou como objetivo a erradicação dos distúrbios pela deficiência de bócio. Por isso, hoje os esforços são constantes em diversos países, principalmente na adição de iodo ao sal, o que facilita a ingestão do mineral e o controle da doença.

Funções e deficiência do iodo

As funções do iodo estão intimamente ligadas aos hormônios da tireoide, T3 e T4. Algumas das atribuições desse mineral são relacionadas a crescimento, desenvolvimento físico e neurológico e funcionamento de diversos sistemas pelo corpo (cardiovascular, respiratório, muscular, nervoso central, entre outros).

É importante ressaltar que, durante a gestação, por volta da décima quinta semana, o feto necessita da produção hormonal tireoidiana da mãe e que, até os 3 anos de idade, esse hormônio é essencial para o crescimento e o desenvolvimento. Portanto, a deficiência causa danos irreversíveis nessas fases.

Resumidamente, o iodo tem três funções em nosso organismo: produção do hormônio tireoidiano; ação regulatória na glândula tireoidiana; e efeitos extratireoidianos, como a proteção contra espécies reativas ao oxigênio.

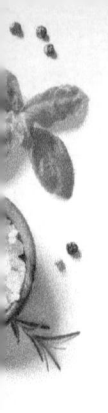

Como podemos ver, a principal doença causada é o bócio, que tem por características o aumento difuso e homogêneo da tireoide, como ilustrado na imagem a seguir. O diagnóstico ocorre pela apalpação da glândula e pela observação visual. Em casos crônicos, pode ocorrer a obstrução da traqueia e do esôfago e danos nos nervos faríngeos.

Figura 2.7 – Paciente com bócio

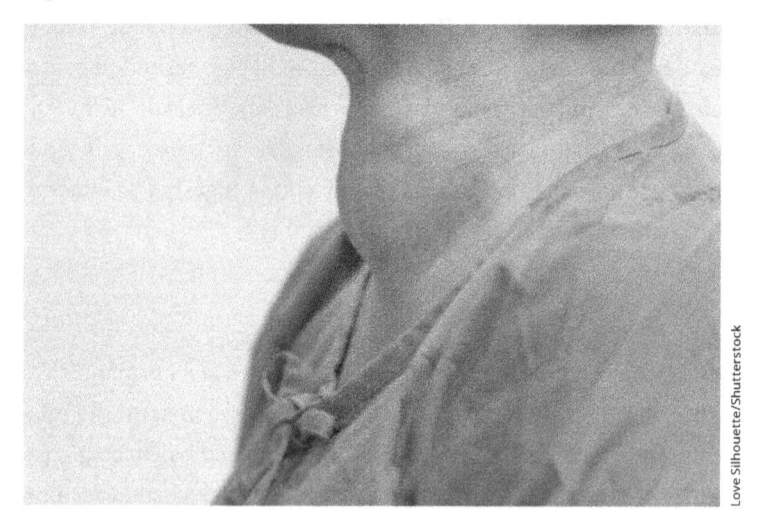

Love Silhouette/Shutterstock

Outra doença relacionada à deficiência de iodo é o cretinismo endêmico. Em conjunto com a baixa concentração dos hormônios tireoidianos na primeira infância, leva a quadros de danos cerebrais, que podem ser retardo mental, anomalias neurológicas como alterações no andar, prejuízos no córtex cerebral e gânglios basais, além de surdez, mudez, estrabismo e atraso no desenvolvimento físico. Durante a gravidez, a deficiência eleva o risco de abortos, natimortos e anomalias congênitas. Em adultos, pode ocorrer apatia e redução da produtividade.

Recomendações e fontes dietéticas de iodo

As recomendações de consumo variam conforme a faixa etária e o estado, como gestação e lactação. A indicação habitual para adultos é de 100 a 150 µg por dia, para manter os níveis normais de iodo e a função tireoidiana normal. Na tabela a seguir, podemos visualizar as recomendações. Para os menores de 1 ano de idade, a OMS indica a ingestão de 15 µg/dia por quilo de peso.

Tabela 2.21 – Recomendações de ingestão dietética diária de iodo

	Idade	Recomendação de Ingestão Adequada (RDA) (µg/dia)
Crianças	1 – 3 anos	90
	4 – 8 anos	90
Adultos	9 – 13 anos	120
	14 – 18 anos	150
	19 – 70 anos	150
	>70 anos	150
Grávidas	14 – 18 anos	220
	19 – 50 anos	220
Lactantes	14 – 18 anos	290
	19 – 50 anos	290

* Ingestão adequada.
Fonte: Elaborado com base em Padovani et al., 2006, p. 747.

O iodo é encontrado na crosta terrestre naturalmente e em maiores concentrações próximo a áreas de oceanos. As condições ambientais, como solo, utilização de fertilizantes e condições climáticas, e o processamento dos alimentos interferem na quantidade de iodo. Por conta disso, normalmente, os alimentos de origem vegetal apresentam baixas concentrações de iodo. Outras fontes de iodo são leite, ovos e sal iodado, seguidos de carnes e cereais.

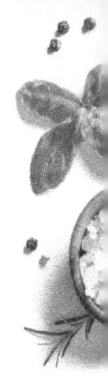

2.3.8 Selênio

Inicialmente, por volta de 1817, o selênio foi identificado como tóxico e cancerígeno. Posteriormente, em 1957, Klaus Schwartz e Calvin Foltz encontraram uma das funcionalidades do selênio. Como princípio ativo no fígado, poderia substituir a vitamina E, prevenindo danos hepáticos, vasculares e musculares em animais. Em 1973, descobriu-se que o selênio era constituinte da enzima glutationa peroxidase (GPx), mas somente em 1979, na China, em uma área com solo pobre em selênio, entendeu-se sua importância para a nutrição humana, com a descoberta da doença de Keshan.

Funções e deficiências do selênio

O selênio está nas proteínas, constituindo os aminoácidos, que são a selenocisteína e a selenometionina, as quais formam as selenoproteínas, distribuídas em 12 cromossomos no genoma humano. Isso faz com que o selênio exerça função antioxidante e atue no metabolismo da tireoide, na manutenção do sistema imune e na função neurológica.

Quanto à função antioxidante, o selênio faz parte de quatro de oito glutationas peroxidases (GPx). Essas enzimas agem anulando a atividade das espécies reativas de oxigênio (ERO).

Sobre a função tireoidiana, as selenoproteínas estão presentes na forma de iodotironinadesiodinases (DIO), que atuam na conversão do T_4 para forma ativa T_3.

Quanto ao sistema imune, o selênio modula a resposta inflamatória. Pesquisas *in vitro* demonstraram a redução do fator TNF-α e da enzima ciclooxigenase-2 (COX-2) por meio da regulação das vias MAP quinase e NF-κβ; o sistema imune é dose-dependente.

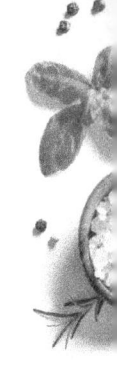

Com relação à função neurológica, o selênio atua na manutenção de funcionalidades, pois, mesmo com a deficiência do mineral, as concentrações no cérebro são mantidas. Com a idade, a selenoproteína P aumenta sua expressão no cérebro, o que indica a necessidade da proteção contra o estresse oxidativo. Em doenças como Alzheimer, Parkinson, danos isquêmicos e esclerose múltipla, que são neurodegenerativas, nota-se a importância da proteção contra os danos causados pelos EROs.

Há duas doenças principais decorrentes da deficiência de selênio: a doença de Keshan e a doença de Kashin-Beck. A primeira acomete crianças de 2 a 10 anos, resultando em aumento cardíaco, eletrocardiograma anormal, insuficiência cardíaca congestiva e necrose multifocal do miocárdio. A segunda provoca uma osteoartrite, que é marcada por atrofia, degeneração e necrose do tecido da cartilagem, resultando em deformações na articulação e nanismo; as idades mais comumente afetadas são entre 5 e 13 anos.

Recomendações e fontes dietéticas de selênio

Com base em dois estudos intervencionais, um na China e outro na Nova Zelândia, o IOM determinou a Ingestão Dietética de Referência (DRI). As pesquisas fundamentaram as necessidades médias estimadas (EAR), indicadas para a população em geral, e isso foi extrapolado multiplicando-se por um fator de 1,2, para incluir variações individuais. Para crianças e adolescentes, essa extrapolação foi feita para menos, com ajustes para crescimento e tamanho corporal metabólico. Dessa maneira, temos a recomendação de ingestão diária para o selênio exposta na tabela a seguir.

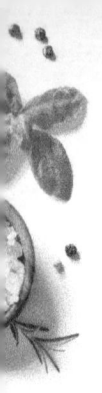

Tabela 2.22 – Recomendações de ingestão dietética diária de selênio

	Idade	Recomendação de Ingestão Adequada (RDA) (μg/dia)
Bebês	0 – 6 meses	15*
	7 – 12 meses	20*
Crianças	1 – 3 anos	17
	4 – 8 anos	23
Adultos	9 – 13 anos	35
	14 – 18 anos	45
	19 – 70 anos	45
	> 70 anos	45
Grávidas	14 – 50 anos	49
Lactantes	19 – 50 anos	59

* Ingestão adequada.
Fonte: Elaborado com base em Padovani et al., 2006, p. 748.

Como vimos, a presença do selênio varia conforme o solo, razão pela qual vegetais plantados em diferentes regiões diferem nas quantidades do mineral. Além disso, as tabelas de composição de alimentos muitas vezes não trazem os dados dos micronutrientes; assim, são considerados dados de outros países, o que acaba por não refletir com fidedignidade a quantidade presente no alimento.

Geralmente, carnes bovinas, frango, peixe e ovos são fontes de selênio. A castanha-do-brasil costuma conter um alto teor do mineral. Os alimentos com mais proteína têm maiores concentrações de selênio.

Altas doses de selênio podem causar toxicidade, que é chamada de *selenose*. Os sinais clínicos são unhas com pontos brancos e quebradiças, queda de cabelo e cabelo sem brilho. Podem aparecer outros sintomas, como mancha nos dentes, aumento de cárie, lesões na pele e odor de alho na respiração.

A intoxicação por selênio leva a quadros de alterações gástricas, no sistema endócrino, erupções cutâneas, fadiga, irritabilidade e anormalidades no sistema nervoso.

> **Curiosidade**
>
> No seriado americano *Dr. House*, quarta temporada, sexto episódio, o famoso médico tenta desvendar o misterioso caso de um paciente internado em estado grave por uma misteriosa intoxicação. Inicialmente, os especialistas atribuem os sintomas a um envenenamento, mas, ao final, descobrem que se deviam ao consumo excessivo de castanhas-do-brasil, ricas em selênio. Vale a pena conferir esse episódio.

2.3.9 Manganês

O manganês foi identificado em 1774 como metal livre. Em 1913, foi localizado em tecidos de animais. Sua deficiência somente foi relatada e detectada 18 anos depois, em 1931. Por conta de estudos posteriores, o manganês se tornou um mineral essencial para seres humanos e animais.

É um fator indispensável nas metaloenzimas, por ser um cofator. Podemos citar como exemplos a superóxido dismutase (SOD), a xantina oxidase, a arginase, a galactosil transferase e a piruvato carboxilase. A SOD preserva as células de ações oxidantes oriundas de radiação, produtos químicos e lesão associada à luz ultravioleta.

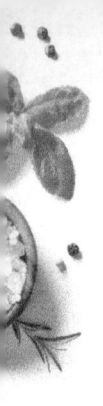

Funções e deficiências do manganês

O manganês está presente na formação dos ossos, no metabolismo de aminoácidos, no colesterol e nos carboidratos. Além disso, regula a ação de diversas enzimas, como vimos, e está envolvido até mesmo na regulação dos receptores de neurotransmissores.

Entretanto, o papel do manganês não está totalmente esclarecido. A enzima que é dependente dele é a glicosiltransferase; nas outras, pode acabar sendo substituído. No entanto, existem estudos relacionados ao diabetes, por estar associado ao metabolismo da glicose e à regulação da insulina. Em casos de disfunção renal, verificou-se que pacientes com os níveis adequados de manganês mostraram melhor funcionamento dos rins. Por fim, há estudos em animais que revelam um potencial anti-inflamatório, com o aumento de citocinas, IL-6 e TNF-α e estímulo do NF-$\kappa\beta$.

Da mesma forma, a deficiência desse mineral requer mais estudos, já que os existentes até o momento são incipientes. O que se sabe até então diz respeito ao caso de mulheres com osteoporose que apresentaram baixos níveis de manganês no plasma; quando adicionado esse elemento em conjunto com outros minerais, a densidade mineral melhorou.

Recomendações e fontes dietéticas de manganês

As recomendações para o manganês referem-se à ingestão adequada (AI), pela falta de dados para se estabelecer a ingestão dietética recomendada (RDA). A seguir, podemos visualizar esses valores por faixa etária.

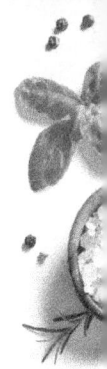

Tabela 2.23 – Recomendações de ingestão adequada de manganês

	Idade	Ingestão Adequada (AI) (mg/dia)
Bebês	0 – 6 meses	0,003
	7 – 12 meses	0,6
Crianças	1 – 3 anos	1,2
	4 – 8 anos	1,2
Homens	9 – 13 anos	1,9
	14 – 18 anos	2,2
	19 – 70 anos	2,3
	> 70 anos	2,3
Mulheres	9 – 13 anos	1,6
	14 – 18 anos	1,6
	19 – 70 anos	1,8
	> 70 anos	1,8
Grávidas	≤ 18 anos	2
	19 – 50 anos	2
Lactantes	≤ 18 anos	2,6
	19 – 50 anos	2,6

Fonte: Elaborado com base em Padovani et al., 2006, p. 748.

Os vegetais têm quantidades mais significativas de manganês se comparados aos alimentos de origem animal. Como exemplos, podemos citar cereaide manganês s, leguminosas, nozes, café e chás. O bife bovino cozido tem 0,42 mg em 100 g; na mesma porção, o espinafre contém 0,94 mg; já a soja assada apresenta 2,18 mg desse mineral. O que se sabe é que vegetarianos consomem uma quantidade maior de manganês em suas dietas.

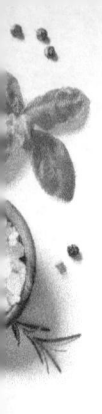

2.3.10 Cromo

A forma química do cromo varia entre −2 a +6, e aqueles com relevância para a saúde humana são o Cr (III) e o Cr (VI). O Cr (III) é importante para o organismo, porém tem baixa absorção; está ligado a proteínas como cofator, metabolismo de carboidratos e lipídios. O Cr (VI) é tóxico, produzindo irritação no local; quando inalado, é carcinogênico e provoca peroxidação lipídica, danos ao DNA e morte celular; não é encontrado nos alimentos.

Funções e deficiências do cromo

A principal função atribuída ao cromo é o papel na tolerância à glicose, relatada desde 1951 por Klaus Schwarz e Walter Mertz, quando viram que essa intolerância poderia ser corrigida com frações brutas de rim de porco ou leveduras de cerveja. Ao realizarem a triagem nesses compostos, encontraram sais de cromo.

Não há relatos de deficiência em populações saudáveis. Os relatos existentes referem-se a pacientes internados em dieta parenteral, que apresentaram resistência à glicose, aumento de ácidos graxos, neuropatia periférica e perda de peso incompreensível. Quanto à deficiência, relata-se a intolerância à glicose.

Recomendações e fontes dietéticas de cromo

Em razão das baixas evidências, as recomendações existentes consideram a ingestão adequada (AI) de cromo. Ainda são necessários mais estudos para se determinar a ingestão dietética recomendada.

Tabela 2.24 – Recomendações de ingestão adequada de cromo

	Idade	Ingestão Adequada (AI) (μg/dia)
Bebês	0 – 6 meses	0,2
	7 – 12 meses	5,5
Crianças	1 – 3 anos	11
	4 – 8 anos	15
Homens	9 – 13 anos	25
	14 – 18 anos	35
	19 – 50 anos	35
	> 51 anos	30
Mulheres	9 – 13 anos	21
	14 – 18 anos	24
	19 – 50 anos	25
	> 51 anos	20
Grávidas	≤ 18 anos	29
	19 – 50 anos	30
Lactantes	≤ 18 anos	44
	19 – 50 anos	45

Fonte: Elaborado com base em Padovani et al., 2006, p. 745.

As quantias de cromo nos vegetais são afetadas pela quantidade do mineral disponível no solo e na água. Locais onde o solo é contaminado levam a maior acúmulo de cromo nas plantas.

As fontes desse mineral são mariscos, ostras, carne, fígado, queijo, grãos integrais, frutas, feijões, espinafre e brócolis. Discute-se que o uso de utensílios de aço inoxidável acaba por aumentar a quantia do cromo dos alimentos, uma vez que o mineral se desprende desses itens durante o cozimento e o processamento das carnes.

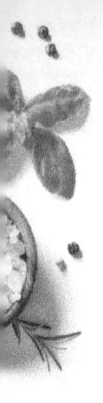

Estudo de caso

Um paciente chega ao consultório e, na anamnese, relata as seguintes queixas: sonolência, muito cansaço durante o dia, grande dificuldade para realizar as tarefas diárias.

Quando realizado o recordatório de 24 horas do paciente, ele não relata o consumo de carnes. Ao ser questionado, comenta que está transacionando para o vegetarianismo, mas ainda está ingerindo leite e ovos. Ao se observar a pele do paciente, é possível perceber que há uma certa palidez e que suas unhas estão quebrando.

Com esse breve relato em mãos, quais exames devemos pedir e a qual condição clínica podemos relacionar o caso?

Síntese

Neste segundo capítulo, tratamos da diversidade de certos micronutrientes necessários para o funcionamento adequado de nosso organismo. Vimos que, apesar de as quantidades indicadas serem menores quando comparadas aos macronutrientes, é imprescindível o consumo, o qual deve ser proveniente de uma alimentação variada, de modo a manter os níveis adequados de micronutrientes no corpo, para não haver nenhuma carência nem excesso.

Questões para revisão

1. Explique o que são as vitaminas hidrossolúveis e as lipossolúveis.

2. Correlacione os micronutrientes às condições relacionadas às suas deficiências
   A) Vitamina C
   B) Iodo

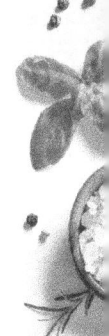

C) Ferro
D) Selênio
E) Cálcio

( ) Doença de Keshan
( ) Anemia
( ) Bócio
( ) Osteoporose
( ) Escorbuto

Agora, marque a opção que indica a sequência correta:

a) A, B, C, D, E
b) E, D, C, B, A.
c) C, D, E, A, B..
d) D, C, B, E, A
e) B, A, C, D, E.

3. A deficiência de vitamina A pode causar quais problemas?
   a) Xeroftalmia e cegueira.
   b) Fadiga, anemia, irritabilidade e lesões na pele.
   c) Síndrome dos ovários policísticos (SOP).
   d) Anemia.
   e) Raquitismo.

4. O que a deficiência ou baixa ingestão de folato pode causar em mulheres grávidas?

5. Assinale a alternativa que melhor corresponde às funções do ferro:
   a) Desempenha papel na organização polimérica do DNA e do RNA.
   b) Participa da formação de ossos e dentes.

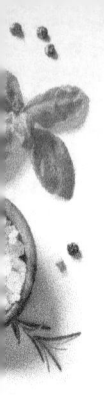

c) Participa da formação da hemoglobina do sangue, responsável pelo armazenamento e distribuição de oxigênio e gás carbônico; participa da síntese do DNA e do RNA.
d) Realiza a mineralização de ossos e dentes.
e) É responsável pela produção de hormônios.

Questão para reflexão

1. Neste capítulo, vimos a importância dos micronutrientes para nosso organismo. Porém, o que podemos observar é que nem sempre o consumo excessivo desses compostos é benéfico. A esse respeito, reflita sobre o consumo dos multivitamínicos: Será que eles são necessários? Em qual momento devemos ingeri-los? Qual seria uma outra forma de obter esses nutrientes?

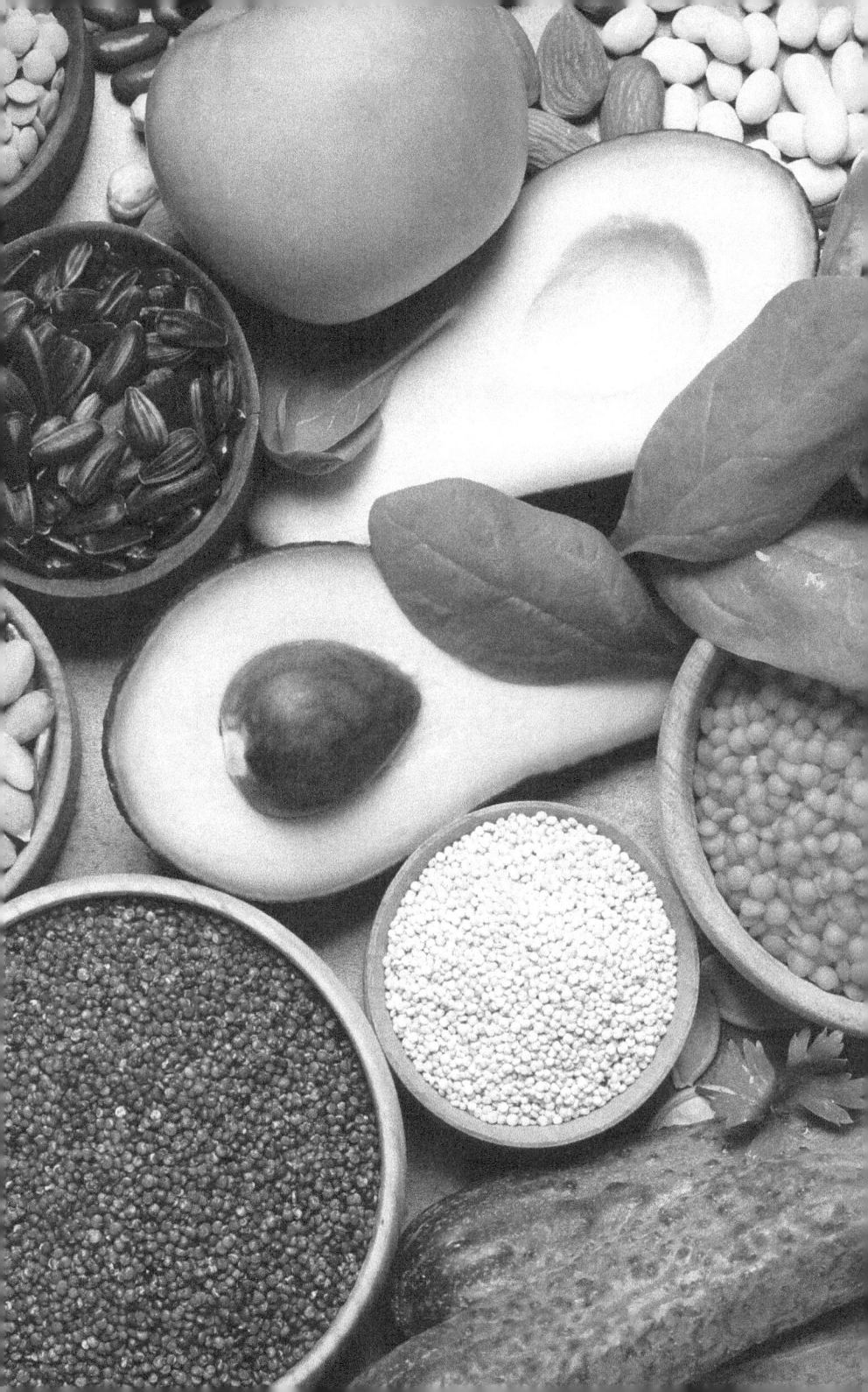

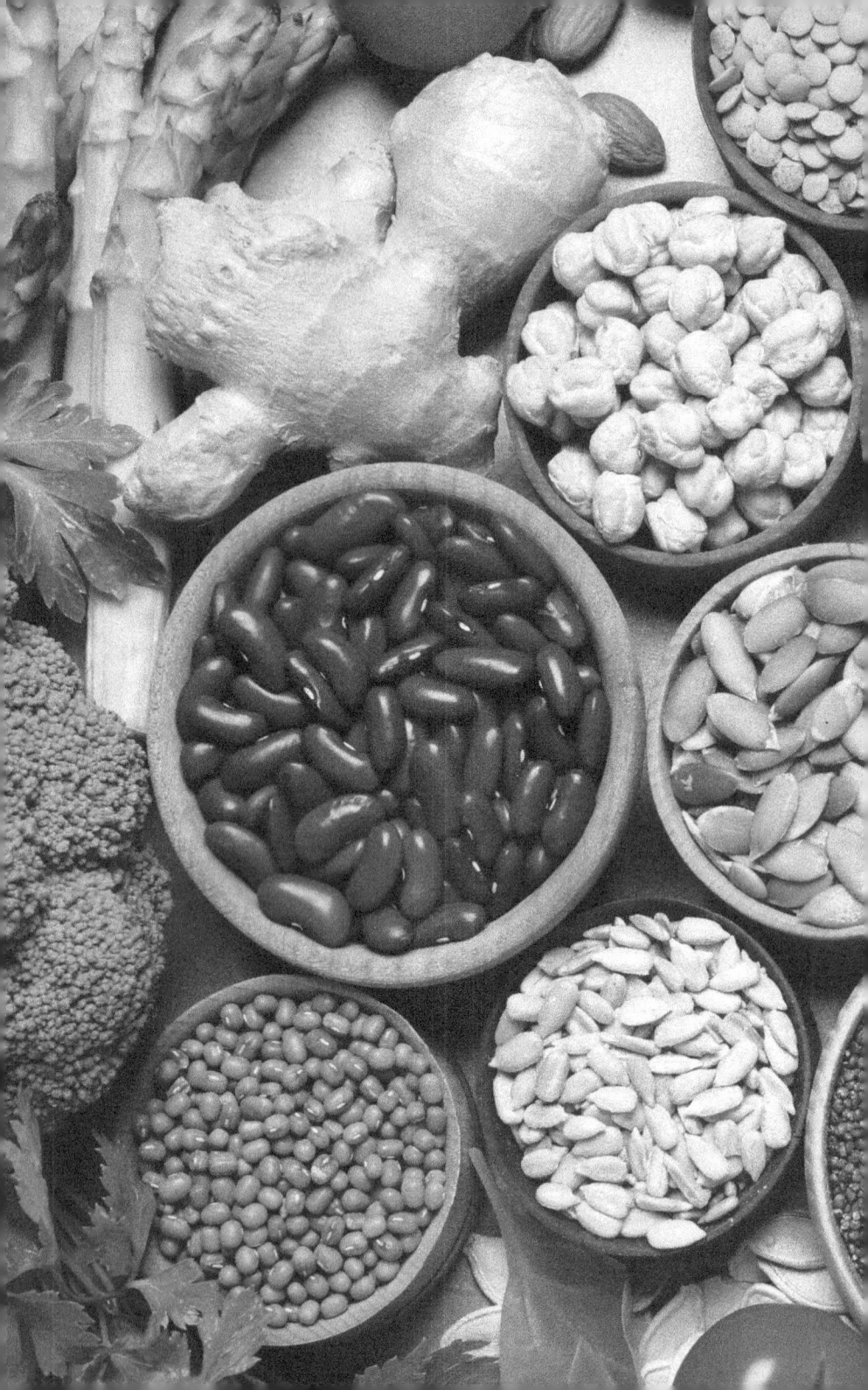

Capítulo 3
Nutrição nas fases da vida

Conteúdos do capítulo:

- Nutrição na gravidez e na lactação.
- Nutrição na infância.
- Nutrição na adolescência.
- Nutrição na fase adulta.
- Nutrição na idade avançada.

Após o estudo deste capítulo, você será capaz de:

1. reconhecer a fisiologia na gravidez e na lactação e suas necessidades nutricionais;
2. entender a fisiologia na infância e suas necessidades nutricionais;
3. compreender a fisiologia na adolescência e suas necessidades nutricionais;
4. reconhecer a fisiologia na fase adulta e suas necessidades nutricionais;
5. entender a fisiologia no idoso e suas necessidades nutricionais.

> **Para saber mais**
>
> Consulte as curvas de crescimento da Organização Mundial da Saúde (OMS) e sua adaptação ao padrão de crescimento de crianças e adolescentes e aos pontos de corte de sobrepeso e obesidade recomendados para adultos. O material em português está disponível no endereço indicado a seguir.
>
> BRASIL. Ministério da Saúde. **Curvas de Crescimento da Organização Mundial da Saúde – OMS**. Disponível em: <https://aps.saude.gov.br/ape/vigilanciaalimentar/curvascrescimento#:~:text=As%20curvas%20de%20crescimento%20constituem,socioecon%C3%B4mica%20ou%20tipo%20de%20alimenta%C3%A7%C3%A3o>. Acesso em: 25 nov. 2022.

3.1 Nutrição na gestação e na lactação

A gestação é uma fase da vida que exige muitos cuidados nutricionais para a saúde da mãe e do embrião. O período gestacional compreende 40 semanas, que acarretam inúmeras mudanças fisiológicas, metabólicas e nutricionais no organismo da mãe. Os cuidados devem considerar as alterações gustativas e olfativas que acontecem na gestante – as quais podem influenciar negativamente as escolhas alimentares –, além das grandes repercussões na saúde mental e na exaustão que esse período representa. Gerar um novo organismo faz com que o corpo da mulher se adapte de diferentes formas; assim, por exemplo, ocorre o armazenamento de gordura, bem como o aumento do metabolismo basal e do peso corporal.

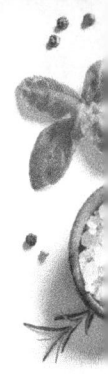

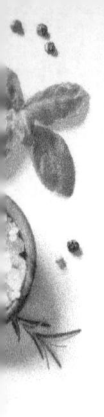

O primeiro trimestre da gestação é marcado por grandes modificações biológicas em virtude da intensa divisão celular que ocorre. Nessa fase, a maioria das mulheres apresenta manifestações de enjoo e vômitos. O segundo e terceiro trimestres, por sua vez, dão início a uma nova fase para a mulher, com forte influência na saúde do embrião. Ainda ocorre a elevação dos níveis dos hormônios estrogênio e progesterona.

As principais complicações que podem acontecer na gravidez relacionam-se à alimentação, em especial pelo fato de que as alterações fisiológicas afetam os requerimentos nutricionais de vitaminas e minerais, como é o caso da vitamina C e do ácido fólico. Por conta do aumento da insulina plasmática e da diminuição da tolerância à glicose, as mulheres podem ter hipertensão arterial, diabetes melito, cardiopatias, infecções urinárias, distúrbios nutricionais e distúrbios tireoidianos.

3.1.1 Avaliação nutricional da gestante

Quando de trata de gestantes, a avaliação nutricional deve compreender anamnese completa e avaliação antropométrica, alimentar, bioquímica e clínica. Entre os principais achados nessa fase, destaca-se o ganho de peso. É importante ressaltar que, para a avaliação do estado nutricional, considera-se o peso anterior à gravidez informado pela gestante. Na tabela a seguir estão descritas as recomendações relacionadas ao ganho de peso nessa fase da vida.

Tabela 3.1 – Ganho de peso na gestação

Estado nutricional inicial (IMC)	Ganho de peso total no primeiro trimestre (kg)	Ganho de peso semanal médio no segundo e terceiro trimestres (kg)	Ganho de peso total na gestação (kg)
Baixo peso (IMC < 19,8)	2,3	0,5	12,5-18,0
Adequado (IMC 19,8 a 26,0)	1,6	0,4	11,5-16,0
Sobrepeso (IMC 26 a 29)	0,9	0,3	7,0-11,5
Obesidade (IMC > 29)	–	0,3	7,0

De acordo com a fase da gravidez – materna ou fetal –, a gestante vivencia diferentes sintomas e sensações. No quadro a seguir estão indicadas situações comuns durante a gestação, bem como práticas alimentares que podem contribuir no manejo dos sintomas.

Quadro 3.1 – Situações comuns durante a gestação

Situação	Abordagem
Náuseas e vômitos	Realizar refeições pequenas e mais frequentes. Optar por alimentos com baixo teor de gordura. Consumir gengibre e biscoito simples sem recheio. Suplementar com vitamina B6.
Picamalácia	Situação em que a gestante sente desejo de ingerir substâncias não alimentares. Fazer acompanhamento psicológico.
Pirose	Sensação de queimação após as refeições. Mastigar bem os alimentos. Comer devagar. Realizar refeições com pequenas porções. Evitar alimentos ácidos e condimentos fortes.

(continua)

(Quadro 3.1 – conclusão)

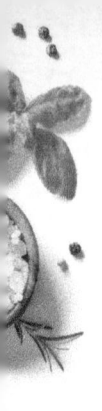

Situação	Abordagem
Constipação intestinal	Ajustar o consumo de água. Praticar exercícios físicos. Consumir fibras. Em casos mais graves, pode ser usado laxante, porém com acompanhamento médico.

muitas De modo geral, a alimentação da gestante não deve apresentar alterações em relação à de mulheres não gestantes. Dessa forma, as recomendações de uma alimentação saudável e equilibrada valem para ambos os grupos. Destacamos, também, as orientações contidas no *Guia alimentar para a população brasileira*, publicado pelo Ministério da Saúde em 2014, que são: comer principalmente alimentos *in natura* ou minimamente processados; variar a alimentação para evitar a monotonia alimentar; evitar o excesso de açúcar, de sal e de bebidas alcoólicas; consumir alimentos de todos os grupos alimentares; realizar acompanhamento nutricional (Brasil, 2014).

3.1.2 Necessidades energéticas

É preciso considerar que, em razão das perdas menstruais, a mulher adulta normal tem menos reservas de ferro que o homem – o que pode ocasionar um risco maior de deficiência de ferro na gravidez e na lactação. Na gestante, a suplementação medicamentosa de ferro elementar pode chegar a 40 mg/dia a partir da vigésima semana. O consumo de ácido fólico duplica na gestante, representando um cuidado adicional necessário.

Na tabela a seguir constam as principais recomendações energéticas com base nas Dietary Reference Intakes (DRIs).

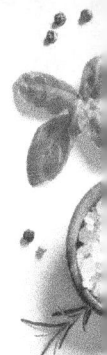

Tabela 3.2 – Recomendações energéticas na gestação

	Gestantes (19-50 anos)	Gestantes (14-18 anos)
Energia (kcal)	2500	2500 a 2700
Proteína e aminoácidos (g)	60	70
Carboidrato (g)	300	300
Fibras totais (g)	28	28
Folato ou Ácido Fólico (μg)	600	600
Ferro (mg)	27	27

Fonte: Elaborado com base em Padovani et al., 2006.

3.1.3 Leite materno e amamentação

De acordo com o *Guia alimentar para crianças brasileiras menores de 2 anos*, publicado pelo Ministério da Saúde em 2019, o leite materno é o alimento ideal para a criança, pois é totalmente adaptado às suas necessidades nos primeiros anos de vida (Brasil, 2019). A recomendação atual é que a criança seja amamentada já na primeira hora de vida e por dois anos ou mais. Nos primeiros seis meses, a recomendação é que ela receba somente leite materno.

Cabe enfatizar que todo leite materno é adequado, tendo calorias, gorduras, proteínas, vitaminas, água e outros nutrientes essenciais na dose certa para o crescimento e o desenvolvimento adequado das crianças. Outro ponto de suma importância nas orientações para as mulheres é que o leite materno nunca é fraco.

Algumas das posições mais comuns para a prática da amamentação, de acordo com o guia alimentar citado, são:

- mulher sentada com o bebê bem junto; corpo do bebê virado para o corpo da mãe e bem apoiado pelo braço do mesmo lado da mama que está sendo oferecida (posição tradicional);

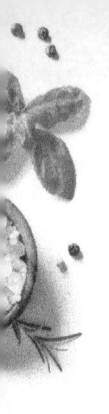

- mulher sentada com o bebê posicionado na sua lateral (posição de jogador de futebol americano);
- mulher deitada junto ao bebê;
- mulher sentada apoiando a criança com o braço oposto ao da mama que está sendo oferecida (posição tradicional invertida);
- mulher sentada com o bebê apoiado verticalmente ao seu corpo (posição de cavalinho).

3.2 Nutrição na infância

A fase da infância é marcada pelo início da formação dos hábitos alimentares. Também representa uma das fases do ciclo de vida de mais rápido crescimento e exige a proporção exata de nutrientes de acordo com o peso corporal. O envolvimento com a alimentação afeta diretamente as escolhas alimentares das crianças, visto que estas aceitam melhor alimentos servidos frequentemente.

3.2.1 Avaliação nutricional

A avaliação nutricional é importante para traçar o estado nutricional, as necessidades nutricionais e a forma de supri-las. Os itens a serem considerados nessa análise são:

- perfil médico de saúde;
- dados do consumo alimentar;
- dados antropométricos: os mais utilizados são o peso para a idade (P/I), o comprimento para a idade (E/I), o peso para o comprimento (P/E) e o perímetro cefálico para a idade (PC/I);
- dados bioquímicos.

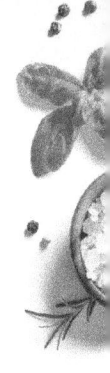

Em todas essas aferições, é necessário considerar padrões de referência com embasamento científico. Porém, apesar dessas referências, os valores não são aplicáveis a todas as situações. Os bebês diferem quanto à quantidade de nutrientes ingeridos e armazenados, à composição corporal, às taxas de crescimento e aos níveis de atividade física, além de haver certos casos clínicos em que há necessidades nutricionais diferentes das observadas em lactentes saudáveis, como distúrbios metabólicos, doenças crônicas, lesões, nascimento prematuro, anomalias congênitas, entre outros.

> **Importante!**
>
> Um indicador geral de que o bebê está consumindo a quantidade de calorias/dia adequada é a taxa de crescimento evidenciada por peso, comprimento e perímetro cefálico.

3.2.2 Alimentação complementar

Vale reforçar que os alimentos a serem introduzidos têm como objetivo complementar a amamentação, mas não substituí-la. A introdução dos alimentos complementares deve ser lenta e gradual, conforme as orientações a seguir:

- Quando o bebê completa 6 meses, é preciso introduzir, de forma lenta e gradual, outros alimentos.
- Com a introdução dos alimentos complementares, é importante que a criança receba água nos intervalos. Deve-se evitar oferta de sucos e água de coco como substitutos da água.
- Na introdução alimentar, a criança deve receber três refeições por dia, que podem ser: almoço + dois lanches (frutas) ou almoço + jantar + um lanche, no intervalo das mamadeiras.

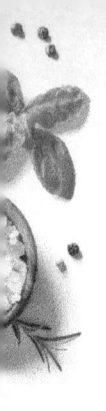

- A criança deve receber a comida amassada ou em pedaços pequenos. As preparações **não** devem ser liquidificadas ou peneiradas.
- A comida deve ser preparada com temperos naturais. Não se deve utilizar sal e temperos industrializados.
- O açúcar não deve ser ofertado antes dos 2 anos de idade completos.
- Leite de vaca e derivados não devem ser ofertados antes do primeiro ano de vida.
- Algumas crianças precisam provar mais de oito vezes um mesmo alimento para relatar se gostaram ou não.

Quadro 3.2 – Esquema de refeições para crianças que tomam fórmula infantil

Refeição	6 meses	De 7 a 11 meses
Café da manhã	Fórmula infantil	Fórmula infantil
Lanche da manhã	Fruta amassada	Fruta em pedaços pequenos
Almoço	1 alimento do grupo dos cereais e tubérculos 1 leguminosa 1 ou mais verduras/legumes 1 alimento proteico (carnes/ovos)	1 alimento do grupo dos cereais e tubérculos 1 leguminosa 1 ou mais verduras/legumes 1 alimento proteico (carnes/ovos)
Lanche da tarde	Fruta e fórmula infantil	Fruta e fórmula infantil
Jantar	Fórmula infantil	1 alimento do grupo dos cereais e tubérculos 1 leguminosa 1 ou mais verduras/legumes 1 alimento proteico (carnes/ovos)
Antes de dormir	Fórmula infantil	Fórmula infantil

3.2.3 Obesidade infantil

Vários determinantes podem contribuir para o aumento da incidência de obesidade infantil, incluindo fatores como alimentação da família, consumo insuficiente de frutas e verduras, hábito de pular refeições, aumento das porções dos alimentos e ingestão elevada de produtos industrializados.

A obesidade infantil vem alcançando proporções alarmantes nos últimos anos, de modo que, caso intervenções não sejam realizadas, 70 milhões de crianças no mundo estarão obesas ou com sobrepeso no ano de 2025. O fator determinante para esse cenário é a inclinação atual para o consumo de alimentos ultraprocessados e *fast food*, facilmente acessíveis, além da redução da prática de atividade física. Concomitantemente, há um decréscimo no hábito de cozinhar e o aumento das refeições fora do lar. Esse panorama relaciona-se com complicações na saúde da criança, tais como diabetes e doenças cardíacas.

Os hábitos alimentares adquiridos na infância tendem a perpetuar na fase adulta, e a manutenção de práticas saudáveis na puerícia atua como fator determinante na prevenção de doenças crônicas não transmissíveis (DCNTs) em faixas etárias subsequentes. O manejo da obesidade infantil deve contemplar intervenções que fomentem o conhecimento da alimentação, disseminando informações acessíveis e de fácil compreensão, além de proporcionar condições facilitadoras para a construção de hábitos alimentares saudáveis. Entretanto, comumente as práticas educativas em saúde têm caráter normativo e são de cunho impessoal, causando resistência e menor adesão às mudanças de hábitos.

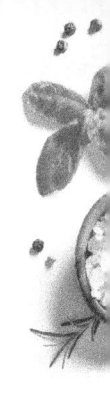

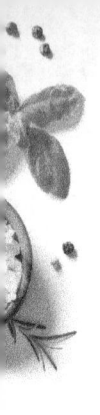

3.2.4 *Guia alimentar para crianças brasileiras menores de 2 anos*

O guia alimentar publicado pelo Ministério da Saúde em 2019 teve como ponto de partida os princípios apresentados no *Guia alimentar para a população brasileira*, publicado em 2014. O documento lista os principais fatores que devem ser considerados na infância, entre os quais cabe destacar:

- A saúde da criança é prioridade absoluta e responsabilidade de todos.
- Os primeiros anos de vida são importantes para a formação dos hábitos alimentares.
- O acesso a alimentos adequados e saudáveis e à informação de qualidade fortalece a autonomia das famílias.
- O estímulo à autonomia da criança contribui para o desenvolvimento de uma relação saudável com a alimentação.

3.3 Nutrição na adolescência

Segundo a OMS, a adolescência é a fase da vida que se inicia aos 10 anos de idade e vai até os 19 anos. O requerimento de energia do adolescente é definido para manter a saúde, promover ótimo crescimento e permitir a prática de atividade física. Além disso, é de extrema importância para garantir qualidade de vida na fase adulta e idosa.

Na adolescência, há uma elevação das necessidades energéticas por conta do aumento da massa corporal magra. Além disso, as necessidades de vitaminas e minerais estão aumentadas, principalmente a tiamina, a riboflavina e a niacina. Assim, as DRIs de energia para o adolescente baseiam-se no requerimento estimado de energia, calculado pelo gasto energético e pelas necessidades para o crescimento.

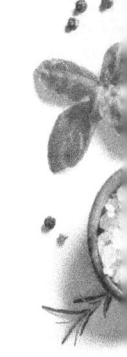

3.3.1 Inconformidades alimentares

A fase da adolescência é marcada por um processo de formação da personalidade e de grande influência externa dos amigos e das mídias sociais. De modo geral, os adolescentes consomem muitos alimentos ultraprocessados, lanches com muita gordura e altas doses de açúcares. Na literatura, afirma-se que os maus hábitos alimentares decorrem da vida moderna e da promoção de uma rotina cada vez mais corrida.

Tabela 3.3 – Recomendação energética diária para adolescentes

	Masculino		Feminino	
Idade	11-14	15-18	11-14	15-18
Calorias (kcal)	2.500	3.000	2.200	2.200
Proteínas (g)	45	59	46	44
Cálcio (mg)	1200	1200	1200	1200
Ferro (mg)	12	12	15	15

Fonte: Elaborado com base em Padovani et al., 2006.

3.4 Nutrição na fase adulta

A alimentação na fase adulta é voltada para uma nutrição preventiva, isto é, uma nutrição que preza por escolhas saudáveis para promover a qualidade de vida e prover o bom funcionamento durante o envelhecimento. As recomendações nutricionais do adulto vão depender de **atividade física, massa corporal e idade**, bem como nas demais fases da vida.

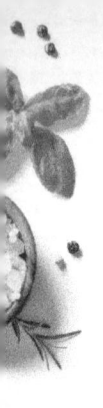

Em adultos saudáveis, as orientações nutricionais devem ser baseadas em uma alimentação equilibrada e variada. A seguir, vejamos as principais recomendações:

- Dar preferência aos alimentos *in natura* e minimamente processados, como hortaliças, legumes, frutas, feijão, arroz, carne, ovo, queijo e leite.
- Evitar os alimentos ultraprocessados, como biscoitos recheados, salgadinhos do tipo *chips*, refrigerantes, suco em pó, macarrão instantâneo e pratos prontos congelados (*pizza*, lasanhas etc.).
- Apreciar a refeição, mastigar bem os alimentos e devagar, facilitando a digestão.
- Realizar as refeições em local tranquilo; evitar assistir à TV, trabalhar ou fazer outras atividades enquanto come.
- O corpo humano precisa de muitos líquidos, por isso beber de 8 a 10 copos de líquidos por dia, entre água, chás, sucos naturais etc. Evitar o consumo de bebidas alcoólicas ou açucaradas.
- Utilizar temperos naturais e especiarias à vontade, como cheiro-verde, alho, cebola, louro, manjericão, manjerona, alecrim e gengibre. Evitar temperos artificiais, como caldos industrializados.
- Evitar preparações fritas; dar preferência a alimentos cozidos, assados e grelhados.
- Para um bom funcionamento, o intestino precisa de líquidos e alimentos ricos em fibras, como frutas, aveia, farelo de trigo, hortaliças, verduras cruas, cereais integrais, entre outros, além de hidratação e atividade física.

Quadro 3.3 – Recomendações nutricionais para o adulto

	São permitidos	Deve-se evitar
Leite e derivados	Todos	Derivados ricos em gordura ou açúcar
Pães, cereais e massas	Todos	Derivados ricos em gordura, sal ou açúcar
Carnes	Todos	Derivados ricos em gordura, sal e embutidos
Ovos	Todos	Ovo cru ou em preparações ricas em gordura, sal ou açúcar
Frutas	Todos	Frutas enlatadas com conservantes ou calda de açúcar em excesso
Verduras e legumes	Todos	Hortaliças enlatadas com conservantes
Grãos e leguminosas	Todos	Grãos e leguminosas em preparações ricas em gordura, sal ou açúcar
Sobremesas e doces	Todos	Sobremesas e doces com açúcar em excesso
Temperos	Temperos naturais e ervas (salsinha, cebolinha, orégano, alecrim, açafrão, manjericão etc.), sal, alho e cebola	Temperos prontos e caldos concentrados de carne. Evitar *catchup*, mostarda, molho de soja (*shoyu*), molho inglês, molhos prontos, molhos picantes, extrato de tomate, pimenta, vinagre e sal em excesso
Líquidos	Todos	Líquidos com açúcar em excesso
Óleos e gorduras	Óleos vegetais (girassol, canola, milho, soja), banha, azeite de oliva, margarina, manteiga, maionese, gordura vegetal (todos em pequena quantidade)	Gorduras em excesso

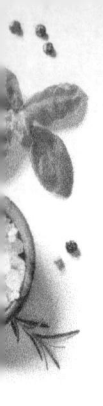

3.5 Idade avançada

Com o aumento da expectativa de vida da população – tanto brasileira quanto das demais localidades –, tornou-se fundamental que o profissional da nutrição se mantenha atualizado e capacitado para planejar e desenvolver ações de saúde. A necessidade nutricional, além de levar em conta o sexo e a idade, deve considerar a capacidade e a funcionalidade física do indivíduo.

Nessa última fase da vida, algumas alterações no organismo podem influenciar negativamente na alimentação, como mudanças no paladar, no olfato e no trato gastrointestinal. As necessidades nutricionais diárias não são diferentes das observadas nas outras fases da vida, porém algumas alterações visíveis físicas e motoras podem ter implicações, como a mastigação e a deglutição, que podem apresentar modificações importantes com o passar da idade.

A ingestão calórica dos idosos é similar à de adultos. Nessa fase, a deficiência de proteínas é um dos pontos que mais requerem atenção, e sugere-se um consumo diário de 1-1,25 g/kg de peso. Outro composto de extrema importância e cuidado para os idosos é o zinco, que tem a recomendação de 11 mg/dia para idosos e de 8 mg/dia para idosas.

Ademais, é preciso ter atenção redobrada com a ingestão hídrica. A desidratação é comum em idosos e apresenta como principais sinais: dor de cabeça, problemas intestinais, efeitos alterados de medicamentos, tontura, débito urinário alterado e confusão mental.

3.5.1 Avaliação nutricional e orientações

A avaliação nutricional do idoso é realizada de forma objetiva, com a aferição de medidas, como peso, altura e circunferências. Vale ressaltar que nem sempre essas medidas antropométricas podem ser aferidas, já que dependem do equilíbrio e da capacidade de locomoção do indivíduo.

Vejamos as principais recomendações nutricionais para idosos:

- Aumentar o consumo de carboidratos integrais, proteínas de alto valor biológico e gorduras poli-insaturadas e monoinsaturadas.
- Consumir adequadamente cálcio e magnésio para a prevenção de doenças ósseas.
- Optar por vegetais amarelos e alaranjados para garantir o fornecimento de betacaroteno.
- Consumir água entre as refeições.
- Verificar a necessidade de alterar a consistência dos alimentos com um fonoaudiólogo.
- Prezar pela saúde bucal.

Estudo de caso

Suponha que você atendeu uma paciente de 71 anos que procurou atendimento nutricional com o objetivo de se alimentar melhor. A paciente relata dificuldades em elaborar suas refeições e planejar o cardápio da semana. Nesse caso, quais seriam as informações a serem coletadas na primeira consulta e quais metas você estabeleceria no momento?

Síntese

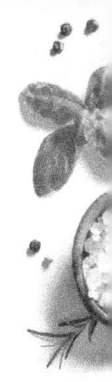

Neste terceiro capítulo, vimos que a abordagem nutricional apresenta grandes diferenças quando verificamos as diferentes fases da vida, principalmente quanto ao diagnóstico e às estratégias de intervenção. A eficiência do atendimento realizado pelo nutricionista é determinada por sua técnica, sua atualização na área e seu discernimento em escolher as principais medidas para cada indivíduo, de acordo com a faixa etária e a situação global.

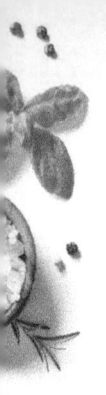

Questões para revisão

1. De acordo com os principais estudos da área, explique por que ocorre um aumento das necessidades nutricionais da mulher durante a gestação.

2. Quais são os distúrbios alimentares mais comuns na fase infantil?
   a) Sarcopenia.
   b) Desnutrição.
   c) Seletividade alimentar.
   d) Anorexia.
   e) Raquitismo.

3. Liste os principais fatores que podem afetar negativamente a alimentação do idoso.

4. Sobre o ganho de peso ideal durante a gestação, assinale a alternativa correta:
   a) Mulheres com obesidade devem manter o peso durante a gestação.
   b) Mulheres com obesidade devem emagrecer durante a gestação.
   c) O ganho de peso ideal na gestação considera o IMC pré-concepcional da paciente.
   d) O ganho de peso ideal na gestação considera apenas a idade da mulher.
   e) Nenhuma das alternativas está correta.

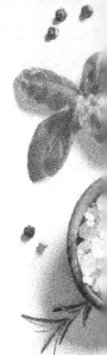

5. Qual das fases da vida é marcada pelo maior risco de desidratação?
   a) Infância.
   b) Adolescência.
   c) Fase adulta.
   d) Idade avançada.
   e) Juventude.

Questão para reflexão

1. Quando se trata de cartilhas e documentos sobre alimentação saudável, é possível perceber que muitos desses materiais são destinados à população jovem e adulta. Considerando o aumento da expectativa de vida no Brasil, discorra sobre a importância da divulgação de orientações para esse público e indique os principais canais de comunicação com as pessoas dessa faixa etária.

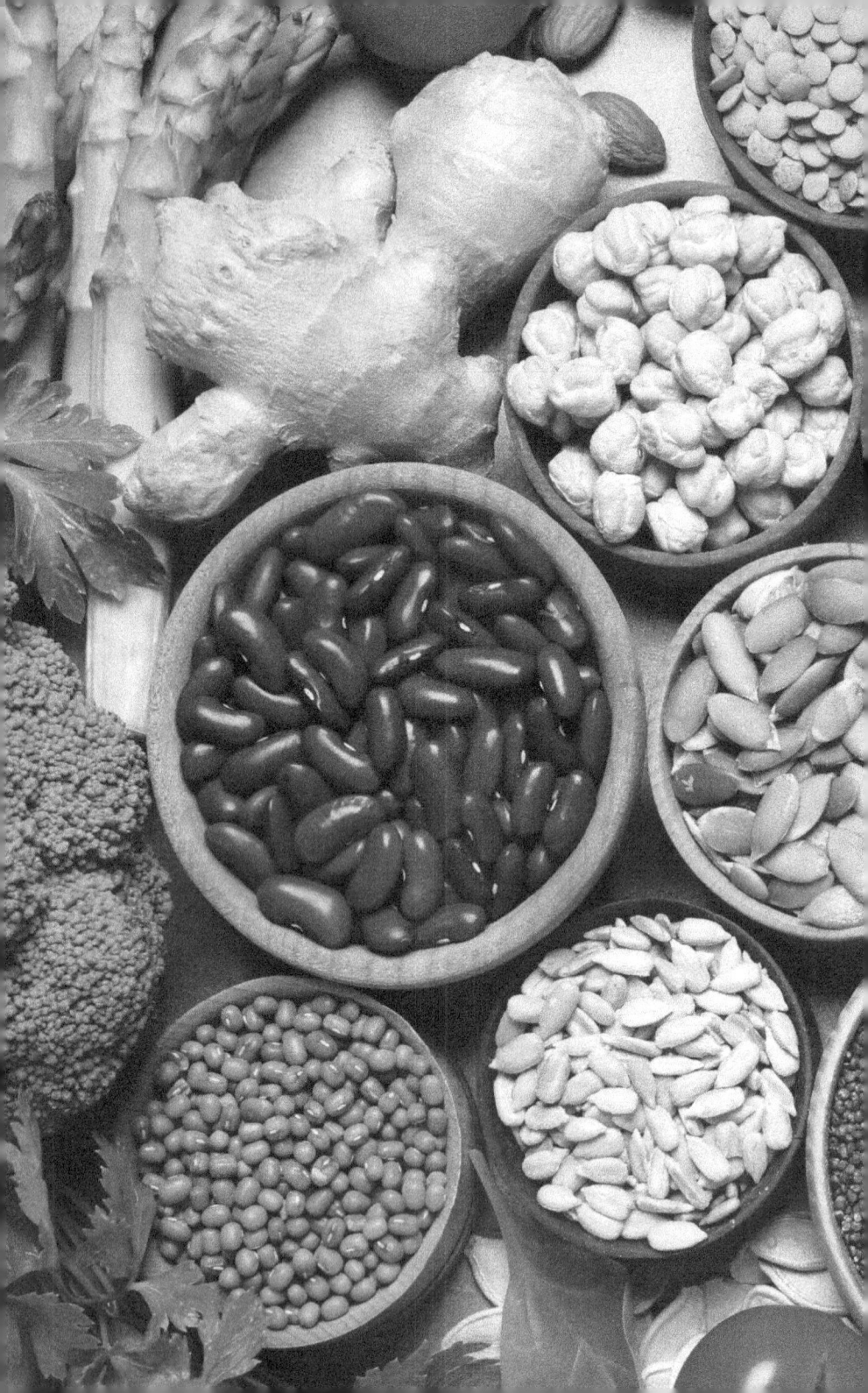

Capítulo 4
Recomendações dietéticas para indivíduos, coletividades e patologias

Conteúdos do capítulo:

- Recomendações energéticas para indivíduos e coletividades.
- Recomendações de macronutrientes e micronutrientes para indivíduos e coletividades.
- Elaboração de cardápios para indivíduos.
- Elaboração de cardápios para coletividades.
- Elaboração de cardápios para patologias.

Após o estudo deste capítulo, você será capaz de:

1. reconhecer as recomendações energéticas para indivíduos e coletividades;
2. compreender conceitos e valores de recomendação para macro e micronutrientes;
3. entender as técnicas de desenvolvimento de cardápios para indivíduos;
4. compreender as técnicas de desenvolvimento de cardápios para coletividades;
5. entender as técnicas de desenvolvimento de cardápios para patologias.

> **Para saber mais**
>
> Acesse os documentos de apoio disponíveis no *site* do Fundo Nacional de Desenvolvimento da Educação (FNDE), bem como as informações referentes ao Programa de Alimentação do Trabalhador (PAT).
>
> BRASIL. Ministério da Educação. Fundo Nacional de Desenvolvimento da Educação. Disponível em: <https://www.fnde.gov.br/index.php>. Acesso em: 9 nov. 2022.
>
> BRASIL. Ministério do Trabalho e Previdência. Programa de Alimentação do Trabalhador (PAT). Disponível em: <https://www.gov.br/trabalho-e-previdencia/pt-br/servicos/empregador/programa-de-alimentacao-do-trabalhador-pat>. Acesso em: 9 nov. 2022.

O organismo humano necessita de energia para realizar suas atividades rotineiras e metabólicas, tanto de modo consciente quanto de modo inconsciente. Os processos orgânicos exigem gastos de energia variados, que são influenciados por diversos fatores, como estado de repouso, tipo de atividades exercidas, idade, sexo e necessidades fisiológicas individuais.

Um profissional de nutrição estuda principalmente proteínas, carboidratos, gorduras, vitaminas, minerais e fibras. As dietas devem ser balanceadas, portanto, ao planejar um cardápio, é preciso primeiro estabelecer o valor nutricional das preparações e revisar a divisão dos macro e micronutrientes. Para isso, pode-se utilizar como parâmetro a Ingestão Dietética de Referência (DRIs). De acordo com esse documento, a segmentação dos macronutrientes deve preconizar as porcentagens estabelecidas na tabela a seguir.

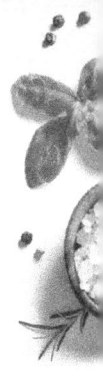

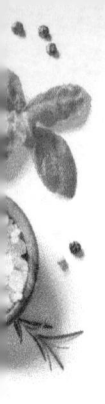

Tabela 4.1 – Proporção de macronutrientes de acordo com as DRIs

Grupo alimentar	Porcentagem
Proteína	10% a 35%
Gordura	20% a 35%
Carboidrato	45% a 65%

Fonte: Elaborado com base em Padovani et al., 2006.

As recomendações energéticas variam conforme o público-alvo: escolares, trabalhadores, turistas e internalizados, por exemplo. Assim, reconhecer as características do indivíduo é etapa fundamental do processo de elaboração de cardápio. Em um hospital, a dietoterapia do paciente vai guiar e nortear a escolha das preparações; em uma escola, é necessário considerar que a alimentação terá papel essencial na formação de hábitos alimentares; no trabalho, as refeições devem ser saudáveis e equilibradas, além de não comprometer a rotina do colaborador e suas atividades.

Vale ressaltar que os critérios de recomendações nutricionais para indivíduos diferem dos estipulados para coletividades. Quando se trata do indivíduo, os objetivos traçados no cardápio são mais específicos e permitem suprir a demanda de cada organismo. No que tange a coletividades, geralmente são utilizados dados estimados e características gerais da população-alvo para estabelecer os princípios que serão considerados no planejamento de cardápios.

4.1 Composição do cardápio

A composição de um cardápio é diretamente influenciada pelo serviço escolhido, bem como pela ocasião representada. Em determinados casos, o cardápio pode ser composto por uma mesa de frios e uma mesa de doces; em outros, pode ofertar uma refeição completa com três ou quatro etapas de servimento. Fatores culturais também influenciam na composição de cardápios. Na Itália, as refeições são segmentadas em *antipasto*, composto por frios; *primo piatto*, geralmente incluindo um carboidrato; *secondo piatto*, composto de uma proteína de carne branca ou vermelha; *contorno*, representado pela salada; *dessert*, que inclui as opções doces do cardápio; e, por fim, o digestivo, normalmente um café ou licor. No quadro a seguir estão descritas as principais composições dos cardápios brasileiros.

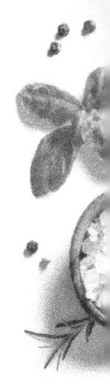

Quadro 4.1 – Composição de cardápios brasileiros

Entradas	É a primeira etapa do servimento e compreende refeições em pequenas porções, que podem ser frias ou quentes. Exemplos: canapés, sopas frias, pães, frios e saladas.
Saladas	Podem ser preparadas com alimentos crus, cozidos, em conserva, cereais, macarrão, pães e carnes. Por vezes, a salada pode representar um acompanhamento da refeição. No Brasil, os acompanhamentos da salada têm papel fundamental em sua aceitação; portanto, caprichar nos molhos é uma ótima alternativa.
Sopas	Especialmente requisitadas no inverno, as sopas podem compor a entrada da refeição ou, em alguns casos, atuar como prato principal. São mais elaboradas no sul do país em razão do clima.
Prato principal	É composto por um alimento proteico; normalmente, a carne é a principal escolha. Em geral, o cardápio é pensado após a definição do prato principal, o que demonstra a importância de boas opções nesta categoria.
Guarnição	É o acompanhamento do prato principal, geralmente representado por carboidratos ou legumes.
Sobremesas	São servidas ao final da refeição. Podem ser compostas por receitas doces com base de frutas ou cremes/chocolate.

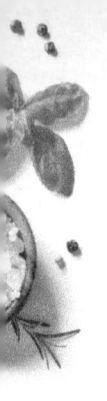

4.2 Estratégias para elaboração de cardápios

Usar a criatividade é essencial para uma boa execução do planejamento de cardápios. Para tal, buscar por inspirações em outros restaurantes e profissionais da área é uma boa estratégia.

Durante o desenvolvimento do cardápio, é importante contar com um local adequado e calmo, no qual todo o material de apoio e consulta esteja disponível; informatizar a escrita para melhor logística e controle; utilizar livros de culinária, revistas e publicações para obter exemplos e inspirações; conferir tabelas de composição de alimentos e de fator de correção; consultar estatísticas anteriores com o maior número possível de informações – que podem ser extraídas de uma pesquisa de satisfação.

Ao se desenvolver um cardápio, é recomendado que se observem os critérios de análise da Avaliação Qualitativa das Preparações do Cardápio (AQPC), que preza pelo estímulo ao consumo de frutas e hortaliças; orienta que se evitem a monotonia das cores e a presença acentuada de alimentos ricos em enxofre; avalia a quantidade de dias em que há oferta de doce industrializado e fritura; verifica a presença de carnes gordurosas como prato principal.

Na sequência, veremos algumas recomendações para coletividades.

4.3 Alimentação do trabalhador

No Brasil, foi instituído o Programa de Alimentação do Trabalhador (PAT) pela Lei n. 6.321, de 14 de abril de 1976 (Brasil, 1976). As orientações do PAT definem a média proposta de calorias para as refeições: de 600 a 800 kcal para almoço e jantar e de 300 a 400 kcal para refeições menores. Em 2006, os parâmetros nutricionais foram revistos, dado o aumento da incidência de obesidade e hipertensão arterial no país.

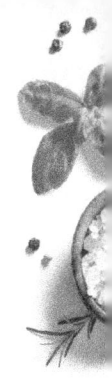

Quando se fala em uma alimentação voltada para o trabalhador, é necessário priorizar uma alimentação balanceada, equilibrada e que não prejudique as atividades rotineiras, buscando-se boa produtividade individual e, como consequência, melhora nos resultados coletivos da organização.

A participação da empresa no PAT não é obrigatória. As refeições fornecidas pelas empresas podem ser realizadas de três formas: autogestão; fornecimento de alimentação; prestação de serviço de alimentação. No quadro a seguir estão descritas as principais modalidades.

Quadro 4.2 – Categorias de atendimento ao trabalhador

Serviço próprio	Fornecimento de refeição pronta para o funcionário	
	Fornecimento de cesta de alimentos para o funcionário	
Contratação de fornecedor	Fornecimento de refeição pronta para o funcionário	Modalidade da refeição pronta: serviço transportado
		Modalidade da refeição pronta: administração do local
	Fornecimento de cesta de alimentos para o funcionário	Cesta de alimentos
Contratação de credenciador	Refeição-convênio	
	Alimentação-convênio	

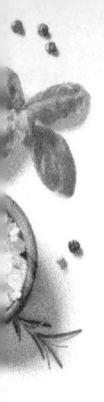

4.4 Alimentação escolar

Os cardápios escolares devem seguir as normas do Conselho de Alimentação Escolar (CAE) e atender às necessidades nutricionais estabelecidas pelo Programa Nacional de Alimentação Escolar (Pnae) e pela Resolução CD/FNDE n. 6, de 8 de maio de 2020 (Brasil, 2020b).

De acordo com o FNDE, a alimentação escolar é um direito garantido pela Constituição Federal como um programa suplementar à educação. Assim, o Estado tem a obrigação de garantir que os estudantes recebam alimentação durante o período em que estiverem na escola. Ao longo dos anos, o Pnae se consolidou, também, como um importante programa de Segurança Alimentar e Nutricional (SAN).

O nutricionista, responsável técnico pelo Pnae, contribui para o fortalecimento e a disseminação das ações sobre a alimentação saudável na escola, por meio da interação com a equipe escolar. No Pnae, esse profissional exerce diversas atividades, a saber: elaboração do cardápio, ações de educação alimentar, fomento à integração com a agricultura familiar, diagnóstico nutricional, testes de aceitabilidade e controle de qualidade das refeições. Ademais, o nutricionista envolvido na alimentação escolar deve monitorar todos os aspectos relativos ao cardápio, bem como seus custos.

Compete ao nutricionista, segundo a Resolução CD/FNDE n. 38, de 16 de julho de 2009,

> Art. 14 [...]
>
> § 1º [...] planejar o cardápio da alimentação escolar de acordo com a cultura alimentar, o perfil epidemiológico da população atendida e a vocação agrícola da região, acompanhando desde a aquisição dos gêneros alimentícios até a produção e distribuição da alimentação [...]. (Brasil, 2009)

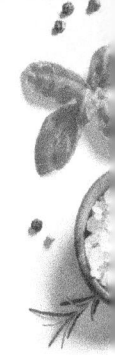

Atualmente, o valor repassado pela União é definido de acordo com a etapa e a modalidade de ensino, conforme indica a tabela a seguir.

Tabela 4.2 – Valores repassados pela União

Creches	R$ 1,07
Pré-escola	R$ 0,53
Escolas indígenas e quilombolas	R$ 0,64
Ensino fundamental e médio	R$ 0,36
Educação de jovens e adultos	R$ 0,32
Ensino integral	R$ 1,07
Programa de Fomento às Escolas de Ensino Médio em Tempo Integral	R$ 2,00
Alunos que frequentam o Atendimento Educacional Especializado no contraturno	R$ 0,53

Fonte: Elaborado com base em Brasil, 2022.

Um órgão de extrema importância na história da alimentação escolar é o CAE, criado para acompanhar e monitorar a utilização dos recursos financeiros transferidos pelo FNDE para o Pnae, além de garantir a qualidade da alimentação escolar desde a compra até a oferta aos alunos. Esse acompanhamento assegura o cumprimento dos princípios de segurança alimentar e nutricional, priorizando refeições saudáveis, equilibradas e balanceadas.

A Portaria Interministerial n. 1.010, de 8 de maio de 2006 (Brasil, 2006), dos Ministérios da Educação e da Saúde, institui as diretrizes para a promoção da alimentação saudável nas escolas de educação infantil, ensino fundamental e ensino médio das redes públicas e privadas, em âmbito nacional. Entre os pilares, destacamos:

- ações de educação alimentar e nutricional de acordo com os hábitos alimentares, como expressão de manifestações culturais regionais e nacionais;

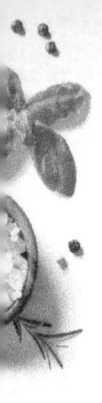

- estímulo à produção de hortas escolares para a realização de atividades com os alunos e o uso dos alimentos produzidos na alimentação ofertada na escola;
- estímulo à implantação de boas práticas de manipulação de alimentos nos locais de produção e de fornecimento de serviços de alimentação no ambiente escolar;
- restrição ao comércio e à promoção comercial no ambiente escolar de alimentos e preparações com altos teores de gordura saturada, gordura trans, açúcar livre e sal;
- incentivo ao consumo de frutas, legumes e verduras;
- monitoramento da situação nutricional dos escolares.

Quadro 4.3 – Exemplo de cardápio de almoço escolar

Segunda-feira	Arroz Feijão carioca Iscas suínas Farofa colorida Salada de chuchu
Terça-feira	Arroz Feijão preto Frango grelhado Batata *sauté* Salada de folhas
Quarta-feira	Arroz Feijão carioca Carne moída Macarrão Salada de cenoura
Quinta-feira	Arroz Feijão preto Filé de peixe Legumes sauté Salada de tomate
Sexta-feira	Arroz Feijão carioca Sobrecoxa de frango Creme de milho Salada de beterraba

De acordo com a lei, os cardápios escolares devem estar disponíveis em locais visíveis nas secretarias de educação e nas escolas.

4.5 Restaurantes comerciais

Os cardápios comerciais são direcionados à venda, ou seja, devem ser atrativos ao cliente. Nessa categoria, a satisfação do cliente e os custos são os principais fatores envolvidos no planejamento dos cardápios.

Os restaurantes comerciais podem atuar em diferentes tipos de serviços, como é o caso de restaurantes *à la carte*, rotisserias e *buffets*. O quadro a seguir apresenta os serviços mais comuns.

Quadro 4.4 – Sistemas de serviço para restaurantes comerciais

À la carte	Apresenta um cardápio com várias opções de alimentos e bebidas. É necessário contratar serviço de garçom. Os pratos são preparados na cozinha, de acordo com o pedido do cliente, e servidos diretamente na mesa.
Self-service ou *buffet*	Há uma pista de *buffet* especial, na qual são servidas várias opções de pratos quentes, saladas, sobremesas e bebidas. O próprio cliente se serve, escolhendo, na hora, o que quer comer e beber.
Serviço misto	É uma mistura dos dois tipos relatados anteriormente. Por exemplo, um *buffet* de saladas *self-service* e pratos, bebidas e sobremesas *à la carte*. Nesse caso, há o serviço do garçom.
Rodízio	Os pratos e o cardápio são fixos, e o cliente pode comer à vontade por um preço fixo. O serviço é feito pelos garçons, que passam nas mesas para servir os clientes a todo instante.
Serviço de prato feito ou prato do dia	O cardápio muda diariamente e pode ter uma ou mais opções de refeições completas com saladas ou legumes, carnes e guarnições. A porção vem montada da cozinha. Pode haver serviço de garçom ou atendimento no balcão.
Fast food	Os alimentos estão prontos. O cardápio é fixo e com poucas opções. O cliente faz o pedido, o balconista monta a bandeja, e o pagamento é feito na hora.

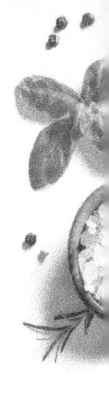

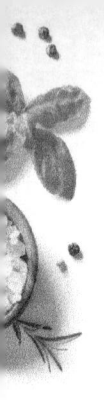

O tipo de serviço influencia as demais escolhas no desenvolvimento de cardápio, como é o caso da frequência das preparações. Alguns restaurantes trabalham com opções semanais, semestrais e até mesmo anuais. O importante é manter a variedade e respeitar a sazonalidade dos insumos, visto que os alimentos da época têm mais nutrientes e um custo inferior. Por esse motivo, muitos restaurantes comerciais estão substituindo os cardápios fixos por cardápios que variam conforme a época do ano e as datas comemorativas.

Quadro 4.5 – Exemplo de cardápio de *buffet* comercial

	Segunda-feira	Terça-feira	Quarta-feira	Quinta-feira	Sexta-feira
Base	Arroz com açafrão Feijão carioca	Arroz Feijão preto	Arroz integral Feijão carioca	Arroz com brócolis Feijão preto	Arroz Feijão carioca
Proteínas	Estrogonofe de carne Peito de frango grelhado	Filé de tilápia com ervas Posta em cubos ao molho	*Mignon* suíno com molho escuro Bife acebolado	Fricassê de frango Iscas de patinho com legumes	Almôndega ao sugo e Sobrecoxa com páprica
Guarnição	Batata-palha Macarrão	Brócolis *sauté* Bolinho de legumes	Purê de abóbora Farofa especial	Abóbora cabotiá Torta salgada	Macarrão Creme de milho
Saladas	Repolho com abacaxi Tomate	Vinagrete Cenoura cozida	Beterraba com milho Acelga	Rúcula Rabanete grelhado	Folhas Chuchu com cheiro-verde
Sobremesas	Maçã *Flan*	Laranja Sagu	Melancia Curau	Melão Gelatina	Banana Pudim

4.6 Eventos

No caso de eventos, os cardápios devem ser adaptados ao tipo de cerimônia que será realizada. A comida tem grande importância em celebrações, representando uma porcentagem alta dos custos despendidos em casamentos, aniversários e ações corporativas. Os serviços podem ser realizados no formato de *coffee break*, *finger food*, refeição completa, ilhas gastronômicas e empratados. A especificação do serviço é de responsabilidade do órgão ou da instituição demandante.

As preparações servidas em eventos fomentam momentos de integração e de convívio, aliados ao prazer do ato de comer. Dada essa importância, uma das principais orientações quanto aos eventos é que não falte comida e que todos possam experimentar todas as preparações, caso queiram.

Quadro 4.6 - Serviços para eventos

Serviço	Descrição
Coffee break	Servido nos intervalos da programação, geralmente em eventos corporativos. Tem duração curta e pode dispensar mesas e cadeiras. Recomenda-se o uso de mesas do tipo bistrô para apoio de bebidas.
Brunch	Refeição que ocorre no horário entre o café da manhã e o almoço, aproximadamente até as 14h, substituindo essas refeições. Engloba pratos com maior densidade calórica, como bolos, quiches, frios, omeletes e tortas.
Almoço ou jantar	Refeições mais elaboradas e de maior duração. Dependendo do serviço, pode ser adaptado para mesas do tipo bistrô, assim como o *coffee break*. Para isso, é necessário o uso de ramequim e alimentos que possam ser consumidos com apenas um garfo, sem necessidade de faca.
Coquetel	Servido ao final do dia e no início/término de um evento. As preparações são de fácil manuseio e em porções pequenas, como é o caso do *finger food*. Demanda pouca estrutura física, pois dispensa uso de mesas e cadeiras. Pode englobar canapés, bebidas alcoólicas e doces.

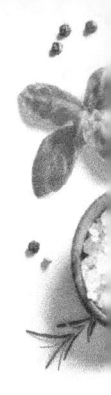

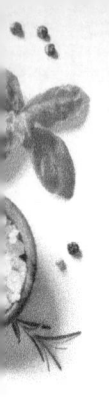

4.7 Elaboração de cardápio para pessoas com patologias

Alimentação especial é aquela que passou por alguma modificação em características sensoriais, físicas e químicas. Pode ser representada pela exclusão de algum grupo alimentar ou pela alteração na consistência, por exemplo.

Os cardápios e as dietas para patologias devem considerar a doença-base, o tratamento, os possíveis sintomas, a melhora do estado nutricional e a prevenção da desnutrição. Assim como em outras prescrições, os hábitos alimentares do paciente devem ser levados em conta para melhor aceitabilidade das dietas, além das características culturais e sociais. As recomendações nutricionais dependem do estágio da doença e de fatores individuais.

No quadro a seguir estão indicadas as principais dietoterapias encontradas no ambiente hospitalar.

Quadro 4.9 – Principais dietoterapias no ambiente hospitalar

Dieta	Indicação	Características	Permitidos
Livre	Pacientes que não necessitam de restrições dietéticas ou de nutrientes.	Alimentação nutricionalmente balanceada, com calorias e nutrientes em quantidades recomendadas para manter o estado nutricional do indivíduo.	Todos os alimentos

(continua)

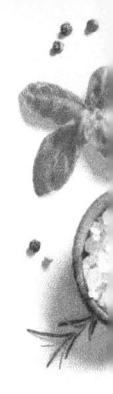

(Quadro 4.9 – continuação)

Dieta	Indicação	Características	Permitidos
Branda	Pacientes com problemas mastigatórios ou de deglutição em que haja a necessidade de abrandar os alimentos para facilitar a aceitação da dieta e do trabalho digestivo.	Normal no teor de nutrientes, composta por preparações cozidas para abrandar as fibras, sem excesso de condimentos.	Alimentos abrandados por técnicas de cocção ou subdivisão.
Pastosa	Pacientes com problemas mastigatórios ou de deglutição ou que necessitam de repouso digestivo.	Normal em quantidade de nutrientes, com preparações cozidas, em cremes, pastas ou purês e desfiados.	Alimentos macios, preparações à base de purês, cremes, pudins, mingaus, sopas e frutas cozidas ou amolecidas.
Líquido-pastosa	Pacientes que necessitam de repouso gastrointestinal, com dificuldade de mastigação e deglutição.	Preparações líquidas e cremosas, de fácil digestibilidade e mastigação, para facilitar a aceitação da dieta e do trabalho digestivo.	Sopas cremosas (liquidificadas), vitaminas de frutas, papas, sucos e leite.
Líquido-pastosa para disfagia 1	Pacientes com problemas de deglutição e que necessitam de alimentos que ofereçam uma alimentação segura com o mínimo possível de riscos de engasgos.	Consistência de néctar, como um líquido espessado.	Todos os alimentos, incluindo água, café, chá, suco, sopas, espessados na consistência indicada.
Líquido-pastosa para disfagia 2		Consistência de mel, como um alimento pastoso fino.	
Líquido-pastosa para disfagia 3		Consistência de pudim, como um alimento pastoso grosso.	

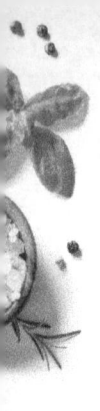

(Quadro 4.9 – conclusão)

Dieta	Indicação	Características	Permitidos
Líquida completa	Pacientes com dificuldade de deglutição de sólidos ou que necessitam de repouso gastrointestinal. Tem por objetivo facilitar a ingestão, a digestão e a absorção de nutrientes.	Alimentos líquidos ou com substâncias dissolvidas, sem modificar sua consistência líquida, isenta de qualquer tipo de sólido ou semissólido.	Leite, sopas coadas, sucos de fruta, gelatina, chás e vitaminas.
Líquida restrita	Pacientes com dificuldade de deglutição de sólidos ou que necessitam de repouso gastrointestinal, ou que precisam se preparar para exames.	Isenta de leite e derivados e de qualquer tipo de sólido ou semissólido, com baixo teor de resíduos, gordura e açúcar.	Caldo de legumes, sucos de fruta coados sem açúcar, chás claros, gelatina *diet*.

Estudo de caso

Considerando uma unidade de alimentação e nutrição hospitalar que atende 300 pacientes/dia, em serviço administrado, elabore um cardápio de almoço e jantar para as seguintes dietas: dieta geral, dieta branda, dieta para diabetes e dieta hipogordurosa. Descreva quais foram os critérios utilizados para a escolha das preparações.

Síntese

Neste quarto capítulo, vimos que o desenvolvimento de um cardápio considera um amplo espectro de variáveis.

Podemos definir *cardápio* como a sequência de preparações culinárias que vão compor refeições diárias ou de determinado período.

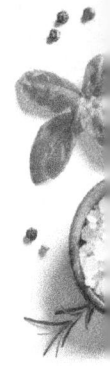

É uma ferramenta primordial para que o processo de produção de refeições aconteça de forma satisfatória e planejada.

Mostramos que o primeiro passo é definir o público, pois essa informação é a base para escolhas posteriores. Para a população sadia, o principal objetivo é agradar o cliente, proporcionando uma experiência agradável com a alimentação. Para as pessoas que precisam de uma dietoterapia específica, os esforços na elaboração do cardápio se destinam à promoção da saúde com o foco em manter o estado nutricional adequado. Além disso, outras questões são de suma importância para a elaboração de cardápios, como os aspectos culturais, ambientais e sociais.

Questões para revisão

1. Quais são as legislações que regulamentam o Programa de Alimentação do Trabalhador (PAT)?

2. Elabore um exemplo de cardápio para um *coffee break* corporativo realizado no período da manhã.

3. Quais são os critérios considerados pelo método de avaliação AQPC?
   a) Valor energético do cardápio.
   b) Proporção de macronutrientes.
   c) Proporção de micronutrientes.
   d) Aspectos qualitativos das preparações.
   e) Quantidade de refeições.

4. Qual é o papel do Conselho de Alimentação Escolar (CAE)?
   a) Zelar pela concretização da alimentação escolar de qualidade, por meio da fiscalização.
   b) Estimular uma alimentação saudável para toda a comunidade escolar com foco no emagrecimento.

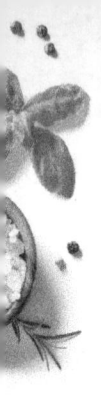

c) Monitorar possíveis distúrbios nutricionais dos escolares.
d) Planejar cardápios escolares.
e) Nenhuma das alternativas anteriores.

5. Qual dos aspectos sensoriais a seguir deve ser considerado durante o desenvolvimento de um cardápio?
   a) Cor das preparações.
   b) Harmonia das preparações.
   c) Finalização dos pratos e decoração.
   d) Todas as opções anteriores.
   e) Nenhuma das opções anteriores.

Questão para reflexão

1. É inviável tratar de alimentação coletiva sem falar em sustentabilidade. Uma produção de refeições requer recursos naturais, envolve grande produção de resíduos e está associada ao mercado local. Desse modo, descreva cinco orientações para que uma cozinha industrial hospitalar possa adotar medidas de sustentabilidade desde a aquisição até a distribuição dos alimentos.

Capítulo 5
Avaliação nutricional

Conteúdos do capítulo:

- Conceito e técnicas de avaliação nutricional.
- Métodos de avaliação nutricional.
- Métodos de avaliação do consumo alimentar.
- Avaliação individual.
- Avaliação coletiva.

Após o estudo deste capítulo, você será capaz de:

1. entender o conceito de avaliação nutricional;
2. compreender os métodos utilizados em diferentes situações;
3. entender os métodos de avaliação do consumo alimentar individual ou de uma população;
4. compreender como realizar uma avaliação nutricional adequada para o indivíduo;
5. entender como realizar uma avaliação nutricional adequada para uma população.

> **Para saber mais**
>
> Confira as publicações dos protocolos do Sistema de Vigilância Alimentar e Nutricional (Sisvan) no endereço indicado a seguir.
>
> BRASIL. Ministério da Saúde. Secretaria de Atenção Primária à Saúde. Disponível em: <https://aps.saude.gov.br/>. Acesso em: 14 nov. 2022.

5.1 Objetivo da avaliação nutricional

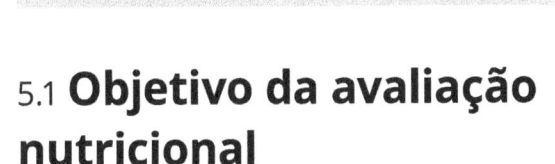

A avaliação nutricional é realizada com o fim de identificar distúrbios e possíveis riscos nutricionais, para que a equipe multiprofissional possa definir condutas que possibilitem a recuperação ou manutenção adequada do estado nutricional do paciente. O estado nutricional dos indivíduos envolve a ingestão de alimentos e o consumo de energia necessário para manter as funções diárias do organismo. Quando algum fator interfere em um desses pilares, os riscos de desnutrição tornam-se agudos. Para a correta avaliação nutricional, é preciso fazer a interpretação conjunta de todos os parâmetros, a fim de obter um diagnóstico nutricional preciso.

Na literatura, não há consenso sobre o método mais adequado para fazer o diagnóstico nutricional; logo, a melhor opção é unir diferentes métodos. Assim, a escolha do método a ser utilizado depende inicialmente do objetivo da avaliação. Os dados encontrados devem ser comparados com padrões confiáveis de referência.

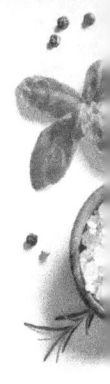

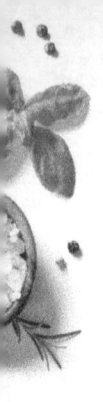

5.2 Métodos de avaliação nutricional

Investigar a história do paciente é o primeiro passo para uma avaliação nutricional completa e de qualidade. Na anamnese, o profissional consegue entender a história nutricional, socioeconômica, clínica, contatar a ocorrência de cirurgias pregressas e o uso de medicamentos, fazer o exame físico nutricional e a antropometria e também verificar parâmetros bioquímicos do indivíduo. É nessa primeira etapa que se faz a triagem nutricional, uma forma prática para identificar o risco nutricional ou a desnutrição.

Entre os métodos mais utilizados de avaliação nutricional, destacamos:

- Avaliação Subjetiva Global Produzida Pelo Paciente (ASG-PPP), ferramenta que classifica o estado nutricional de modo sistemático, com base na história e no exame físico.
- Malnutrition Universal Screening Tool (MST): ferramenta de triagem aplicável em população adulta heterogênea.
- Nutritional Risk Screening 2002 (NRS 2002): ferramenta amplamente utilizada no ambiente hospitalar para diferentes populações.

No quadro a seguir estão descritos os aspectos mais relevantes para a avaliação nutricional e a anamnese.

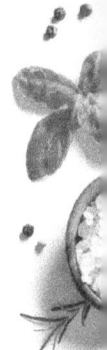

Quadro 5.1 – Investigação de risco nutricional

Alteração do peso	Avaliar a porcentagem de perda de peso nos últimos seis meses com relação ao peso habitual e calcular a perda de peso nas últimas duas semanas. Questionar como ocorreu essa perda de peso.
Ingestão alimentar	Verificar se a ingestão alimentar sofreu ou não alguma mudança, assim como a intensidade e a duração dessa mudança. Inicialmente, o paciente definirá a alteração em seu padrão de ingestão alimentar, mesmo que tenha sido de forma intencional.
Sintomas gastrointestinais	Analisar a presença de sintomas persistentes, diários e/ou por mais de 15 dias, como náuseas, vômitos, diarreia, anorexia, disfagia e odinofagia. Esses sintomas gastrointestinais podem estar presentes em muitos pacientes hospitalizados, porém tornam-se significativos quando ocorrem diariamente por mais de duas semanas. Não é necessário levar em conta vômitos, diarreia e náuseas quando esporádicos e sem interferência na ingestão de alimentos. Considera-se diarreia quando o paciente apresenta pelo menos três evacuações líquidas diárias de grande volume. A anorexia é significativa quando leva à modificação quantitativa na alimentação.
Capacidade funcional	Avaliar o grau de capacitação para realizar as atividades rotineiras. A capacidade funcional consiste na relação entre a doença e as necessidades nutricionais. São considerados outros fatores provenientes do exame físico, como alterações na boca, nos dentes e nas gengivas, na mastigação e na deglutição, e alterações ósseas e cutâneas que possam ter significado negativo para a obtenção e o processamento dos alimentos.

5.3 Exame físico

O exame físico está no escopo da avaliação nutricional e permite uma análise completa do estado nutricional do paciente. O primeiro passo é verificar e mensurar a gordura subcutânea, detectando possíveis sinais de depleção nutricional, principalmente nas seguintes regiões: tríceps, linha média axilar no nível da última costela, palmares das mãos e ombros.

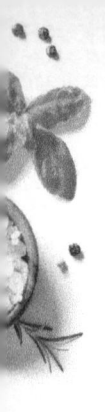

Também é necessário verificar o estado geral do paciente por meio da observação e de relato. Sinais de desânimo e fraqueza devem ser investigados. O profissional deve ter cuidado com a contaminação pessoal e do paciente, priorizando uma higiene criteriosa.

O quadro a seguir apresenta os principais sinais físicos de deficiências nutricionais.

Quadro 5.2 – Sinais físicos indicativos ou sugestivos de deficiência nutricional

Área do corpo	Aspecto alterado em caso de desnutrição	Possível etiologia
Cabelo	Perda do brilho natural, seco, fino e quebradiço.	Kwashiorkor.
Face	Seborreia, face edemaciada e palidez.	Deficiência de riboflavina, ferro e Kwashiorkor.
Olhos	Conjuntiva pálida, membranas vermelhas e xerose conjuntival.	Anemia, deficiência de vitamina A, riboflavina e piridoxina.
Lábios	Estomatite angular e queilose angular.	Deficiência de riboflavina.
Pele	Xerose, hiperqueratose e dermatites.	Deficiência de vitamina A, vitamina C, ácido nicotínico, vitamina K e riboflavinac
Unhas	Coiloníquia; unhas quebradiças e rugosas.	Deficiência de ferro.
Sistema musculoesquelético	Perna em X ou perna torta, hemorragias musculoesqueléticas e frouxidão das panturrilhas.	Kwashiorkor e osteoporose.

Fonte: Elaborado com base em Mussoi; Souza, 2014.

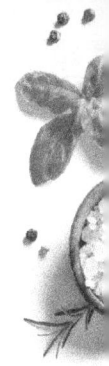

5.4 Antropometria

A palavra *antropometria* significa "medida do corpo". Na nutrição, representa um conjunto de medidas físicas, corporais, realizadas com métodos já padronizados e valores de referência definidos. Por meio dos indicadores antropométricos, é possível estudar o processo de crescimento e desenvolvimento e identificar indivíduos com problemas de saúde e risco de doenças.

O quadro a seguir apresenta as principais medidas antropométricas realizadas na avaliação nutricional.

Quadro 5.3 – Medidas antropométricas realizadas na avaliação nutricional

Estatura	Medida mais utilizada para calcular o peso desejável (ideal) com base nas tabelas-padrão existentes.
Peso	Soma de todos os componentes corporais. Relaciona-se com o equilíbrio proteico-energético do indivíduo. Utilizar o peso como única medida de avaliação pode ser um erro, principalmente em situações de retenção hídrica (edema e ascite), insuficiência renal, insuficiência cardíaca e desidratação.
Peso atual	Peso verificado no momento da avaliação nutricional em uma balança calibrada, na qual o indivíduo é posicionado em pé, descalço, no centro da plataformac
Peso habitual ou usual	Considerado em casos de recente alteração do peso e nos pacientes em que é difícil ou contraindicado medir o peso atual.
Peso ideal (PI)	Baseado em tabelas preestabelecidas considerando-se três variáveis: altura, sexo e estrutura óssea pequena, média e grande. Em razão das variações individuais no adulto, pode variar na faixa de 10% para mais ou para menos.

A principal vantagem da antropometria é que o método pode ser reproduzido com facilidade, além de não ter altos custos para ser executado. Ainda é preciso considerar que a capacitação dos profissionais é um fator limitante, pois a aferição realizada de forma errada pode representar um quadro errôneo de saúde do indivíduo.

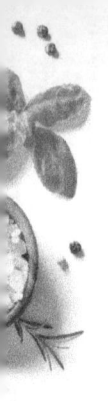

A seguir, apresentaremos as principais medidas antropométricas e as orientações para sua correta aferição.

5.4.1 Estatura

A estatura corresponde ao comprimento total do indivíduo. Pode ser aferida pelo equipamento chamado *estadiômetro*. Entre as orientações para a aferição correta estão as seguintes:

- O paciente não deve estar usando nenhum calçado.
- Deve ficar com pouca roupa.
- Deve manter-se ereto.
- A cabeça do indivíduo deve estar posicionada no plano de Frankfurt.

Figura 5.1 – Plano de Frankfurt

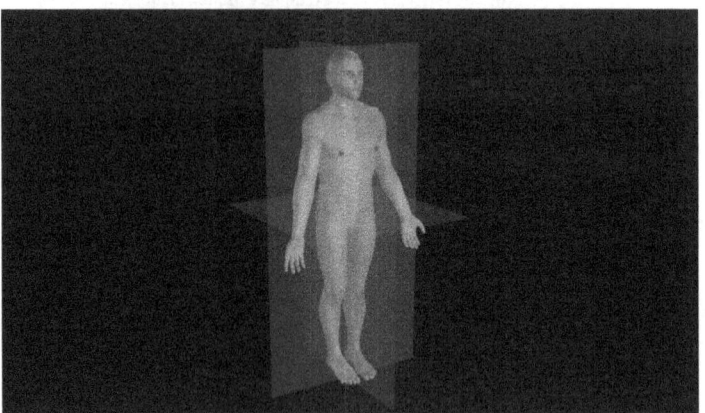

Vesalii/Shutterstock

5.4.2 Massa corporal

A massa corporal é a medida mais conhecida popularmente para avaliar o estado nutricional dos indivíduos. Porém, é importante ressaltar que a massa corporal, de forma isolada, não pode ser conclusiva. O peso deve ser aferido com rigor em balança, e o paciente deve ficar corretamente posicionado, com o mínimo possível de roupas, seguindo as orientações a seguir:

- Verificar se o equipamento está calibrado.
- Antes da aferição, solicitar ao paciente que retire o máximo de roupas possível e também sapatos e objetos em bolsos.
- Colocar o paciente no centro da balança, descalço, ereto, com os pés juntos e os braços estendidos ao longo do corpo.
- Realizar a leitura depois de o valor do peso estar fixado no visor.
- Ajustar o peso, se necessário, em caso de edema, ascite ou amputação.

5.4.3 Circunferência do braço

A circunferência do braço é considerada uma das medidas mais utilizadas para monitorar indivíduos em risco nutricional.

Para a obtenção correta dessa medida, o paciente deve estar com roupa sem manga. Ele deve ficar em pé e dobrar sua blusa até o ombro. Posteriormente, o braço deve ser flexionado, formando um ângulo de 90° no cotovelo. Feito isso, o profissional deve localizar e marcar o acrômio e o olecrano, posicionar a fita métrica no acrômio e descer até o olecrano. Por fim, deve marcar o ponto médio e passar a fita métrica ao redor do braço.

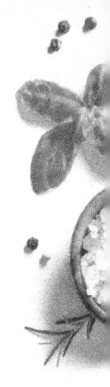

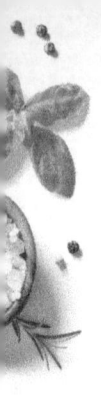

5.4.4 Circunferência abdominal

A circunferência abdominal deve ser avaliada no ponto entre a última costela e a crista ilíaca. Pode ser utilizada para avaliar o risco cardiovascular e/ou a distensão abdominal.

De acordo com as Diretrizes Brasileiras de Obesidade, publicadas pela Associação Brasileira para o Estudo da Obesidade e da Síndrome Metabólica (Abeso) em 2016, os valores de corte variam de 94 a 102 cm em homens e de 80 a 88 cm em mulheres, distribuídos em grupos étnicos (Abeso, 2016).

Figura 5.2 – Aferição da circunferência abdominal

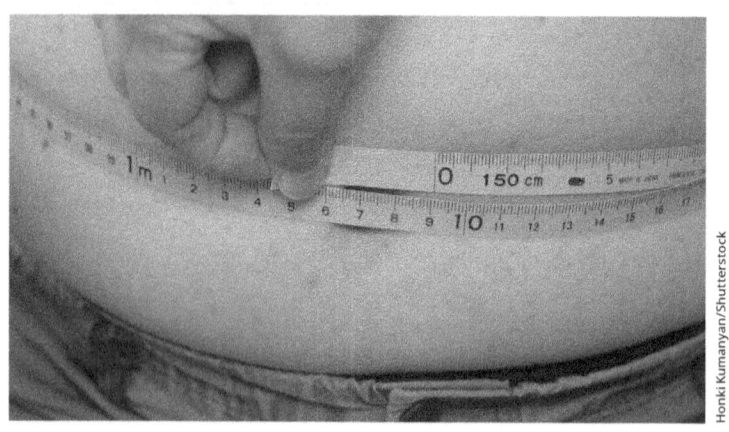

Honki Kumanyan/Shutterstock

5.4.5 Circunferência da panturrilha

A circunferência da panturrilha é uma importante medida utilizada como preditor da quantidade e função de massa muscular e para avaliar um possível quadro de desnutrição e depleção muscular, principalmente em pacientes acamados. Tem baixo custo, é de fácil reprodutibilidade e pode auxiliar também no diagnóstico da sarcopenia, porém não de forma isolada.

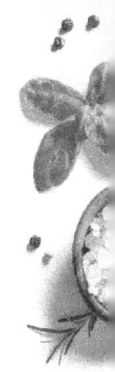

Para a correta aferição, o paciente deve permanecer sentado e posicionar a perna esquerda formando um ângulo de 90° com o joelho e os pés apoiados no chão. Depois, o profissional deve passar a fita métrica horizontalmente na parte de maior circunferência da panturrilha. O valor encontrado corresponde ao valor da circunferência da panturrilha, que pode ser classificado conforme o quadro a seguir.

Quadro 5.4 – Classificação da circunferência da panturrilha

Sexo	Há pouca massa muscular esquelética quando a circunferência da panturrilha é:
Homem	≤ 34 cm
Mulher	≤ 33 cm

5.4.6 Dobras ou pregas cutâneas

As dobras ou pregas cutâneas são utilizadas para aferir a composição corporal dos indivíduos com o uso de um equipamento denominado *adipômetro*. Para tomar essas medidas, o profissional deve ser altamente capacitado. Esse tipo de medida não tem acurácia em pacientes obesos, dadas a dificuldade de desprendimento do tecido e a amplitude do equipamento usado, que não é suficiente.

As quatro medidas principais aferidas são: tricipital (PCT), bicipital (PCB), subescapular (PCSE) e suprailíaca (PCSI), descritas no quadro a seguir.

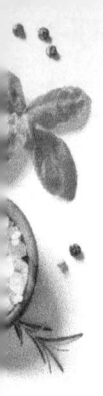

Quadro 5.5 – Dobras ou pregas cutâneas

Dobra ou prega	Descrição	Observações
Tricipital (PCT)	Face posterior do braço no ponto médio entre processo acromial da escápula e o olecrano da ulna.	É uma das medidas mais comuns utilizadas na prática clínica pela sua fácil localização.
Bicipital (PCB)	Ponto médio do braço conforme a medida do tríceps, na posição de maior circunferência do braço.	Em conjunto com outras medidas, é um ótimo preditor de composição corporal total.
Subescapular (PCSE)	2 cm abaixo do ângulo inferior da escápula.	Relaciona-se com o estado nutricional e, em conjunto com a PCT, pode representar o percentual de gordura do paciente.
Suprailíaca (PCSI)	Linha axilar média imediatamente acima da crista ilíaca.	Determina índices de gordura corporal e é muito utilizada em pesquisas clínicas.

5.4.7 Fórmulas utilizadas na avaliação nutricional antropométrica

Para a avaliação antropométrica dos indivíduos, existem diferentes fórmulas que podem auxiliar o profissional da nutrição. Essas fórmulas podem ser utilizadas quando há a possibilidade de realizar a aferição dos dados no paciente e, também, nos casos em que a aferição das medidas é inviabilizada pelo quadro de saúde. Neste último cenário, as equações são preditoras e estimam os dados da avaliação antropométrica.

No quadro a seguir estão listadas as principais fórmulas utilizadas na área.

Quadro 5.6 – Principais fórmulas para avaliação antropométrica

Peso ideal	Peso ideal = IMC ideal × (altura)^2 IMC médio para homens = 22 kg/m^2 IMC médio para mulheres = 21 kg/m^2
Porcentagem de adequação do peso	Peso atual × 100 / peso ideal
Porcentagem de perda de peso	(Peso usual – peso atual) × 100 / peso usuac
Peso ajustado	Peso ajustado (obesidade: IMC > 30 kg/m^2) = (peso atual – peso ideal) × 0,25 + peso ideal Peso ajustado (desnutrição: IMC < 18K g/m^2) = (peso ideal – peso atual) × 0,25 + peso atual
Peso estimado	Peso (homem) = (0,98 × CPA) + (1,16 × AJ) + (1,73 × CB) + (0,37 x DCSE) – 81,69 Peso (mulher) = (1,27 × CPA) + (0,87 x AJ) + (0,98 × CB) + (0,4 × DCSE) – 62,35 CPA: circunferência da panturrilha (cm) AJ: altura do joelho (cm) CB: circunferência do braço (cm) DSE: dobra cutânea subescapular (mm)
Peso estimado para pacientes edemaciados	Peso = peso atual – peso resultante do edema
Índice de Massa Corporal (IMC)	Peso atual (kg)/ altura^2 (m)
Circunferência do braço (CB)	Adequação da CB (%) = CB obtida (cm) × 100 / CB percentil 50
Circunferência muscular do braço (CMB)	CMB (cm) = CB – (3,14 × PCT ÷ 10) CB: circunferência do braço (cm) PCT: prega cutânea tricipital (mm)

Fonte: Elaborado com base em Mussoi; Souza, 2014.

5.5 Exames bioquímicos

Além dos fatores antropométricos, também os exames bioquímicos trazem informações importantes para a avaliação nutricional dos indivíduos. Muitas patologias são descobertas apenas com esses exames, pois algumas podem atuar de forma silenciosa.

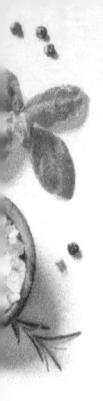

> **Importante!**
>
> Cabe salientar que o profissional nutricionista tem habilitação para a requisição de exames conforme a Lei n. 8.234, de 17 de setembro de 1991 (Brasil, 1991).

Os principais exames bioquímicos estão indicados a seguir:

- Albumina: proteína de meia-vida longa. Sua deficiência pode ser relacionada com desnutrição crônica e doenças catabólicas.
- Transferrina: responsável pelo transporte de ferro. Em razão da meia-vida curta, a transferrina atua como um indicador sensível nas alterações agudas do estado nutricional.
- Pré-albumina e proteína carreadora do retinol: transportam a tiroxina. São indicadores sensíveis da restrição proteica e calórica, podendo ser afetados por outras doenças além da desnutrição, como é o caso da fibrose cística e de doenças hepáticas.
- Balanço nitrogenado: método clínico usado para estimar o metabolismo proteico, pois indica a diferença entre o aporte e as perdas de nitrogênio.
- Perfil lipídico: exames que englobam a aferição de colesterol total, HDL, LDL e triglicerídeos.
- Creatina e ureia: têm alta acurácia na avaliação da função renal.

5.6 Inquéritos alimentares

Existem diferentes métodos para a avaliação do consumo alimentar, e o mais utilizado é o inquérito alimentar. Como ponto de atenção, ressaltamos que sua validade depende da habilidade do avaliador e da compreensão do entrevistado.

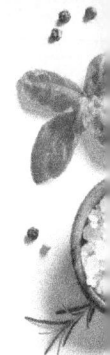

No quadro a seguir estão indicados os principais inquéritos alimentares.

Quadro 5.7 – Principais inquéritos alimentares

Modelo	Definição	Exemplos
Inquéritos prospectivos	Registram informações recentes e estão associados à dieta atual.	Registro alimentar diário.
Inquéritos retrospectivos	São informações do passado imediato ou de longo prazo. Estão associados com a dieta habitual.	Frequência alimentar, recordatório 24 horas.

O recordatório 24 horas (R24H) é um instrumento que tem como objetivo quantificar todos os alimentos e bebidas consumidos nas últimas 24 horas. Nesse questionário, o nutricionista pergunta ao paciente detalhes sobre seu consumo alimentar, medidas caseiras e horários. Quanto mais informações forem coletadas, melhor será a análise sobre os hábitos alimentares e os costumes do indivíduo.

Uma das fragilidades do R24H é que o dia anterior de consumo pode ser um dia atípico na rotina do paciente, ou seja, não representa com exatidão o consumo alimentar. Nessa prática, é de suma importância que o nutricionista não faça expressões que podem alterar e influenciar o relato do paciente – como feições de surpresa, reprovação ou aprovação.

O quadro a seguir apresenta um modelo de preenchimento de R24H.

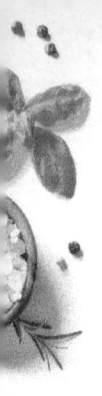

Quadro 5.8 – Modelo de preenchimento do R24H

Refeição, horário e local	Alimento	Quantidade	Observação
Café da manhã (8h) – Casa	Vitamina de frutas	1 copo de 200 mL	Leite integral, maçã, mamão e banana. Sem adoçar.
Almoço (12h30) – Restaurante	Risoto de alho-poró	1 prato raso	
	Escalope bovino	2 pedaços M (tamanho da palma da mão)	Grelhado. Retirada toda a gordura.
	Legumes grelhados	1 concha média	Uso de azeite no preparo. Abobrinha e cenoura.
Lanche da tarde (15h) – Trabalho	Banana	1 unidade	Prata.
Jantar (18h) – Casa	*Yakisoba* de frango	2 pegadores	Macarrão tipo miojo, sassami, brócolis, acelga, cenoura e *shoyu*.

Para evitar possíveis fragilidades do R24H, pode ser usada outra tratativa: a ferramenta denominada *registro alimentar*. O registro é feito pelo próprio paciente, na forma de um diário. O objetivo é que o indivíduo sinalize todos os alimentos e bebidas que consumiu em três dias – dois da semana e um do final de semana. Para que o recordatório contenha as informações da forma mais detalhada possível, é importante que o nutricionista entregue um material de apoio, explicando as diferentes medidas caseiras e como estimar o consumo dos alimentos.

Por sua vez, o questionário de frequência alimentar é um método retrospectivo de avaliação em que o paciente relata sua ingestão usual com base em uma lista pronta de alimentos. Nessa lista, assinala quantas vezes na semana e no mês consome determinado produto. O objetivo dessa ferramenta é realizar uma avaliação qualitativa de consumo.

> **Estudo de caso**
>
> Em uma unidade de terapia intensiva (UTI), você está responsável pela avaliação antropométrica de um paciente crítico de 25 anos. O paciente está entubado, e não é possível realizar a aferição de determinadas medidas. Nesse caso, descreva qual seria sua postura e de que modo você obteria os dados antropométricos desse indivíduo.

Síntese

Neste quinto e último capítulo, abordamos a avaliação do estado nutricional, muito importante para o correto trabalho do nutricionista. Todas as ferramentas apresentadas são fundamentais para o diagnóstico e o monitoramento do estado nutricional dos pacientes. O procedimento completo compreende mensuração de dados alimentares, exames físicos, bioquímicos, antecedentes e composição corporal.

Ressaltamos que, para a correta avaliação nutricional, o nutricionista deve se atualizar com frequência e utilizar as medidas de referência com embasamento científico.

Questões para revisão

1. Descreva os métodos de avaliação nutricional mais utilizados na prática clínica.

2. Pontue, em ordem cronológica, os principais pontos avaliados no exame físico.

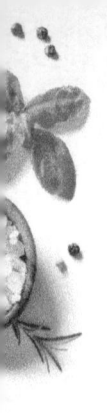

3. Qual(is) é(são) a(s) fragilidade(s) encontrada(s) no processo de aferição das dobras cutâneas?
   a) É um procedimento demorado.
   b) É um método considerado de custo elevado.
   c) É um procedimento que exige profissionais altamente treinados e capacitados.
   d) Nenhuma das alternativas está correta.
   e) Todas as alternativas estão corretas.

4. Por que se deve considerar a albumina no ambiente hospitalar?
   a) Porque auxilia no emagrecimento dos pacientes, sendo recomendado seu uso diário.
   b) Porque, apesar de não ser muito sensível, é utilizada como instrumento de prognóstico nutricional e de risco para complicações.
   c) Porque é utilizada como suplemento para pacientes com risco de anemia.
   d) Todas as alternativas estão corretas.
   e) Nenhuma das alternativas está correta.

5. Para aferir as medidas antropométricas, o nutricionista deve se utilizar das técnicas para padronizar e realizar os procedimentos de modo a registrar o dado mais próximo da realidade. Quando o profissional não consegue aferir as medidas antropométricas do paciente, qual deve ser sua conduta?
   a) Estimar os dados com base na aparência do paciente.
   b) Não há o que ser feito nesse caso. A conduta será realizada sem os dados antropométricos.
   c) O profissional deve utilizar fórmulas para estimar os dados.
   d) Não há situações em que o profissional não consegue aferir as medidas do paciente.
   e) Nenhuma alternativa está correta.

Questão para reflexão

1. Para o preenchimento correto do registro alimentar, cabe ao profissional da n-lheutrição orientar seu paciente adequadamente e transmitir informações a respeito de utensílios, equipamentos, marcas de alimentos e demais itens. Para suprir essa fragilidade, quais materiais você usaria no momento da consulta para dar essa orientação?

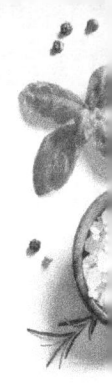

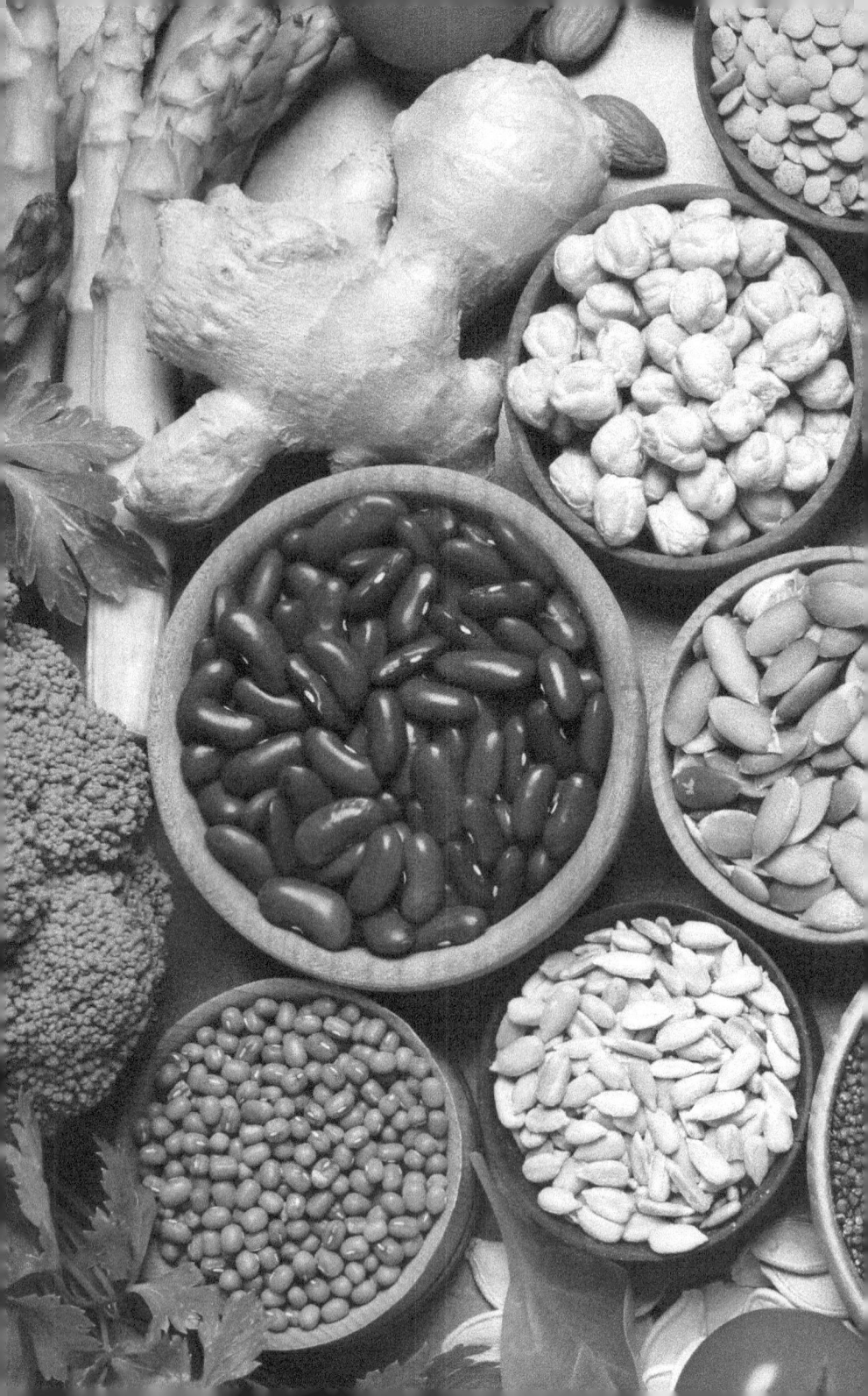

Considerações finais

Após a leitura deste material, é possível perceber a grandiosidade envolvida no processo do cuidar relacionado à nutrição. O profissional habilitado para atuar como nutricionista deve considerar todos os aspectos elencados nesta obra para fornecer aos indivíduos e às coletividades um atendimento humanizado e baseado em evidências científicas.

Com relação aos temas tratados, destacam-se a importância do conhecimento primário das estruturas dos macronutrientes e dos micronutrientes, descritas nos Capítulos 1 e 2; a complexidade envolvida na prescrição de dietas nas diferentes fases da vida, como abordado no Capítulo 3; a habilidade de desenvolver cardápios e o conhecimento das principais técnicas de avaliação nutricional, considerados nos Capítulos 4 e 5, respectivamente.

Como toda ciência, a nutrição passa por constantes atualizações, e é de responsabilidade de cada profissional apropriar-se dos conhecimentos disponíveis. Esperamos que este livro possa contribuir para o avanço em sua trajetória acadêmica e profissional.

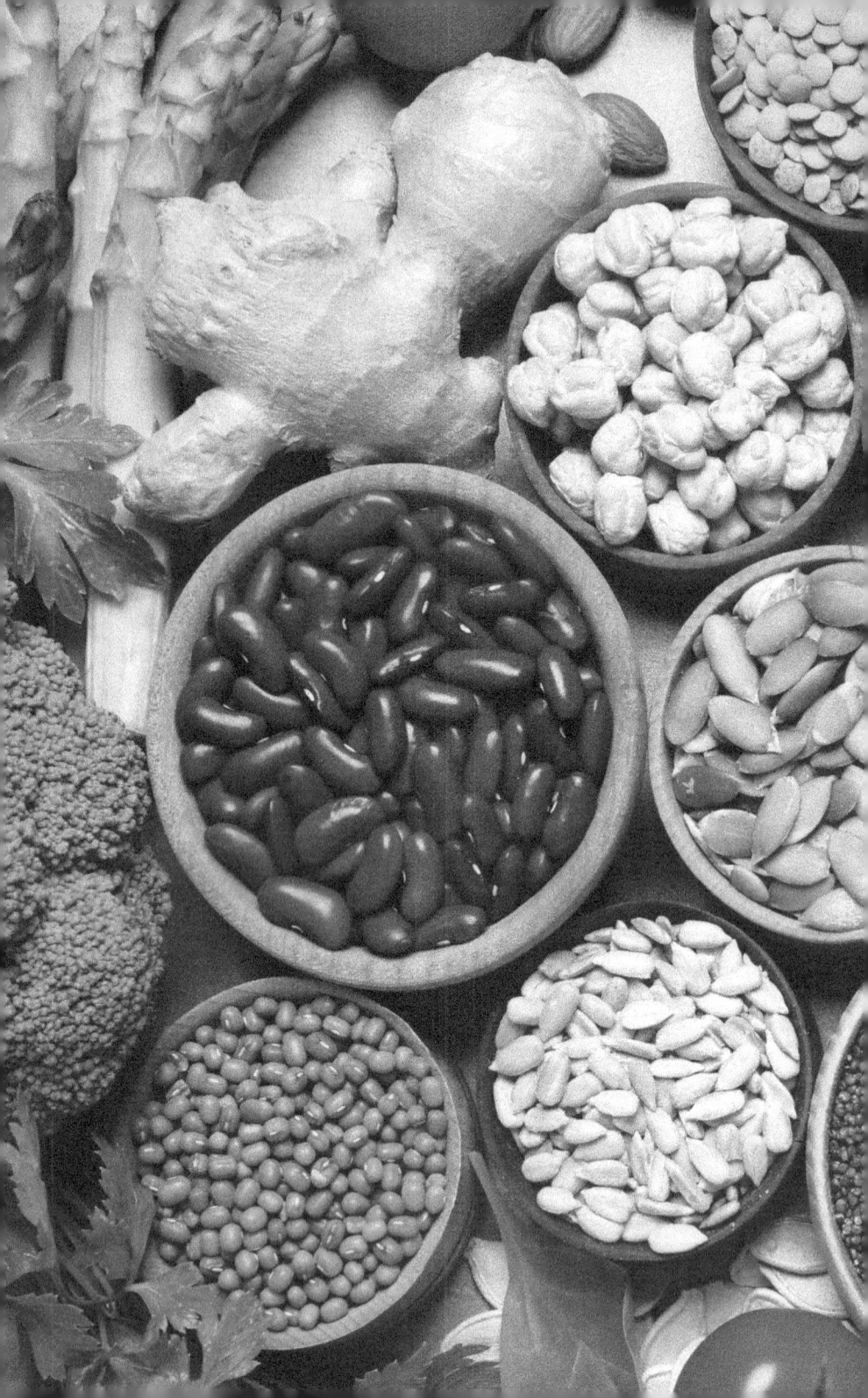

Referências

ABESO – Associação Brasileira para o Estudo da Obesidade e da Síndrome Metabólica. **Diretrizes Brasileiras de Obesidade**. 4. ed. São Paulo, 2016. Disponível em: <https://abeso.org.br/wp-content/uploads/2019/12/Diretrizes-Download-Diretrizes-Brasileiras-de-Obesidade-2016.pdf>. Acesso em: 14 nov. 2022.

ABREU, E. S. et al. **Gestão de unidades de alimentação e nutrição**: um modo de fazer. São Paulo: Metha, 2013.

ALENCAR, B. de. et al. Fatores relacionados ao envolvimento com alimentação da população adulta. **Revista de Nutrição**, Campinas, v. 29, n. 3, p. 337-345, maio/jun. 2016. Disponível em: <https://www.scielo.br/j/rn/a/znMqyVktGHGMKqDRBJmpfcH/?format=pdf&lang=em>. Acesso em: 14 nov. 2022.

BRASIL. Lei n. 6.321, de 14 de abril de 1976. **Diário Oficial da União**, Poder Legislativo, Brasília, DF, 19 abr. 1976. Disponível em: <https://www.planalto.gov.br/ccivil_03/leis/l6321.htm>. Acesso em: 9 nov. 2022.

BRASIL. Lei n. 8.234, de 17 de setembro de 1991. **Diário Oficial da União**, Poder Legislativo, Brasília, DF, 18 set. 1991. Disponível em: <https://www.planalto.gov.br/ccivil_03/leis/1989_1994/l8234.htm>. Acesso em: 14 nov. 2022.

BRASIL. Ministério da Educação. Fundo Nacional de Desenvolvimento da Educação. Conselho Deliberativo. Resolução n. 2, de 9 de abril de 2020. **Diário Oficial da União**, Brasília, DF, 13 abr. 2020a. Disponível em: <https://www.fnde.gov.br/index.php/acesso-a-informacao/institucional/legislacao/item/13453-resolu%C3%A7%C3%A3o-n%C2%B0-02,-de-09-de-abril-de-2020>. Acesso em: 14 nov. 2022.

BRASIL. Ministério da Educação. Fundo Nacional de Desenvolvimento da Educação. Conselho Deliberativo. Resolução n. 6, de 8 de maio de 2020. **Diário Oficial da União**, Brasília, DF, 12 maio 2020b. Disponível em: <https://www.in.gov.br/en/web/dou/-/resolucao-n-6-de-8-de-maio-de-2020-256309972>. Acesso em: 25 nov. 2022.

BRASIL. Ministério da Educação. Fundo Nacional de Desenvolvimento da Educação. Conselho Deliberativo. Resolução n. 38, de 16 de julho de 2009. **Diário Oficial da União**, Brasília, DF, 17 jul. 2009. Disponível em: <https://www.fnde.gov.br/index.php/acesso-a-informacao/institucional/legislacao/item/3341-resolu%C3%A7%C3%A3o-cd-fnde-n%C2%BA-38-de-16-de-julho-de-2009>. Acesso em: 25 nov. 2022.

BRASIL. Ministério da Educação. Fundo Nacional de Desenvolvimento da Educação. **PNAE – Programa Nacional de Alimentação Escolar**: sobre o PNAE. Disponível em: <https://www.fnde.gov.br/programas/pnae#:~:text=Atualmente%2C%20o%20valor%20repassado%20pela,quilombolas%3A%20R%24%200%2C64>. Acesso em: 25 nov. 2022.

BRASIL. Ministério da Saúde. Ministério da Educação. Portaria Interministerial n. 1.010, de 8 de maio de 2006. **Diário Oficial da União**, Brasília, DF, 9 maio 2006. Disponível em: <https://www.fnde.gov.br/acessibilidade/item/3535-portaria-interministerial-n%C2%BA-1010-de-8-de-maio-de-2006>. Acesso em: 14 nov. 2022.

BRASIL. Ministério da Saúde. Secretaria de Atenção à Saúde. Departamento de Atenção Básica. **Guia alimentar para a população brasileira**. 2. ed. Brasília: Ministério da Saúde, 2014. Disponível em: <https://bvsms.saude.gov.br/bvs/publicacoes/guia_alimentar_populacao_brasileira_2ed.pdf>. Acesso em: 14 nov. 2022.

BRASIL. Ministério da Saúde. Secretaria de Atenção Primária à Saúde. Departamento de Promoção da Saúde. **Guia alimentar para crianças brasileiras menores de 2 anos**. Brasília: Ministério da Saúde, 2019.

BRASIL. Ministério da Saúde. Secretaria de Atenção à Saúde. Departamento de Atenção Básica. **Saúde da criança**: aleitamento materno e alimentação complementar. 2. ed. Brasília: Ministério da Saúde, 2015. (Cadernos de Atenção Básica, 23). Disponível em: <https://bvsms.saude.gov.br/bvs/publicacoes/saude_crianca_aleitamento_materno_cab23.pdf>. Acesso em: 14 nov. 2022.

BRASIL. Ministério do Trabalho e Emprego. **Programa de alimentação do trabalhador**: legislação. 4. ed. Brasília, 2001.

CALIXTO-LIMA, L.; REIS, N. T. **Interpretação de exames laboratoriais aplicados à nutrição clínica**. Rio de Janeiro: Rubio, 2012.

COZZOLINO, S. M. F. **Biodisponibilidade de nutrientes**. 4. ed. São Paulo: Manole, 2015.

COZZOLINO, S. M. F.; COMINETTI, C. **Bases bioquímicas e fisiológicas da nutrição**: nas diferentes fases da vida, na saúde e na doença. São Paulo: Manole, 2013.

DIETARY Reference Intakes Definitions. Disponível em: <https://www.canada.ca/content/dam/hc-sc/migration/hc-sc/fn-an/alt_formats/hpfb-dgpsa/pdf/nutrition/dri_tables-eng.pdf>. Acesso em: 9 nov. 2022.

FISBERG, R. M.; SLATER, B. **Inquéritos alimentares**: métodos e bases científicos. Barueri: Manole, 2007.

GALISA, M.; GUIMARAES, A. **Cálculos nutricionais**: conceitos e aplicações práticas. São Paulo: M. Books, 2008.

GOLÇALVES, F. D. et al. A promoção da saúde na educação infantil. **Interface – Comunicação, Saúde, Educação**, Botucatu, v. 12, n. 24, p. 181-192, jan./mar. 2008. Disponível em: <https://www.scielo.br/j/icse/a/mrv3zN4qwNhn3mjJDFDR8Sd/?lang=pt>. Acesso em: 14 nov. 2022.

HARTMANN, C.; DOHLE, S.; SIEGRIST, M. Importance of Cooking Skills for Balanced Food Choices. **Appetite**, v. 65, p. 125-131, 2013. Disponível em: <https://pubmed.ncbi.nlm.nih.gov/23402717/>. Acesso em: 14 nov. 2022.

HARVEY, R. A.; FERRIER, D. R. **Bioquímica ilustrada**. 5. ed. Porto Alegre: Artmed, 2012.

HOLANDA, L. B.; BARROS FILHO, A. de A. Métodos aplicados em inquéritos alimentares. **Revista Paulista de Pediatria**, São Paulo, v. 24, n. 1, mar. 2006. Disponível em: <https://www.spsp.org.br/spsp_2008/revista/24-68.pdf>. Acesso em: 14 nov. 2022.

IOM – Institute of Medicine. **Dietary Reference Intakes**: Applications in Dietary Assessment. Washington, DC: National Academy Press, 2000a.

IOM – Institute of Medicine. **Dietary Reference Intake**s: Applications in Dietary Planning. Washington, DC: National Academy Press; 2003.

IOM – Institute of Medicine. **Dietary Reference Intakes**: a Risk Assessment Model for Establishing Upper Intake Levels for Nutrients. Washington, DC: National Academy Press, 1998a.

IOM – Institute of Medicine. **Dietary Reference Intakes for Calcium and Vitamin D**. Report Brief. Nov. 2010. Disponível em: <https://nap.nationalacademies.org/resource/13050/Vitamin-D-and-Calcium-2010-Report-Brief.pdf>. Acesso em: 25 nov. 2022.

IOM – Institute of Medicine. **Dietary Reference Intakes for Calcium, Phosphorus, Magnesium, Vitamin D, and Fluoride**. Washington, DC: National Academy Press, 1997.

IOM – Institute of Medicine. **Dietary Reference Intakes for Energy, Carbohydrate, Fiber, Fat, Fattyacids, Cholesterol, Protein, and Amino Acids**. Washington, DC: National Academy Press, 2005.

IOM – Institute of Medicine. **Dietary Reference Intakes for Thiamin, Riboflavin, Niacin, Vitamin B6, Folate, Vitamin B12, Pantothenic Acid, Biotin, and Choline**. Washington, DC: National Academy Press, 1998b.

IOM – Institute of Medicine. **Dietary Reference Intakes for Vitamin A, Vitamin K, Arsenic, Boron, Chromium, Copper, Iodine, Iron, Manganese, Molybdenum, Nickel, Silicon, Vanadium, and Zinc**. Washington, DC: National Academy Press, 2002.

IOM – Institute of Medicine. **Dietary Reference Intakes for Vitamin C, Vitamin E, Selenium, and Carotenoids**. Washington, DC: National Academy Press, 2000b.

IOM – Institute of Medicine. **Dietary Reference Intakes for Water, Potassium, Chloride and Sulfate**. Washington, DC: National Academy Press, 2004.

LIMA-SILVA, A. E. et al. Metabolismo do glicogênio muscular durante o exercício físico: mecanismos de regulação. **Revista de Nutrição**, Campinas, v. 20, n. 4, 2007, p. 417-429. Disponível em: <https://www.scielo.br/j/rn/a/ZHW7bgsHV3NLGJkV8HcK6kn/?format=pdf&lang=pt>. Acesso em: 14 nov. 2022.

MAHAN, L. K.; ESCOTT- STUMP, S. **Krause**: alimentos, nutrição e dietoterapia. 11. ed. São Paulo: Roca, 2005.

MAHAN, L. K.; ESCOTT-STUMP, S.; RAYMOND, J. L. **Alimentos, nutrição e dietoterapia**. 14. ed. São Paulo: Elsevier, 2018.

MUSSOI, T. D.; SOUZA, J. G. Avaliação bioquímica. In: MUSSOI, T. D. **Avaliação nutricional na prática clínica**: da gestação ao envelhecimento. Rio de Janeiro: Guanabara Koogan, 2014. p. 165-192.

PADOVANI, R. M. et al. Dietary Reference Intakes: aplicabilidade das tabelas em estudos nutricionais. **Revista de Nutrição**, Campinas, v. 19, n. 6, p. 741-760, nov./dez. 2006. Disponível em: <https://www.scielo.br/j/rn/a/YPLSxWFtJFR8bbGvBgGzdcM/?format=pdf&lang=pt>. Acesso em: 25 nov. 2022.

PHILIPPI, S. T. **Pirâmide dos alimentos**: fundamentos básicos da nutrição. São Paulo: Manole, 2008.

ROSS, A. C. et al. **Nutrição moderna de Shils**. 11. ed. São Paulo: Manole, 2016.

SHILS, M. E. et al. **Tratado de nutrição moderna na saúde e na doença**. 9. ed. São Paulo: Manole, 2002.

UNICAMP – Universidade Estadual de Campinas. **Tabela Brasileira de Composição de Alimentos**. Campinas, SP, 2004. Disponível em: <http://189.28.128.100/nutricao/docs/taco/tab_bras_de_comp_de_alim_doc.pdf>. Acesso em: 9 nov. 2022.

UNICAMP – Universidade Estadual de Campinas. **Tabela Brasileira de Composição de Alimentos**. 4. ed. Campinas, SP, 2011. Disponível em: <https://www.cfn.org.br/wp-content/uploads/2017/03/taco_4_edicao_ampliada_e_revisada.pdf>. Acesso em: 19 out. 2022.

Respostas

Capítulo 1
Questões para revisão

1. Os carboidratos são constituídos de carbono, hidrogênio e oxigênio; são as moléculas mais abundantes. Fazem parte do exoesqueleto de insetos, da celulose e a de nosso organismo. Suas principais moléculas são a glicose, o amido, frutose e a lactose. As fontes são batata, arroz, cana-de-açúcar, mandioca, entre outros.

   As proteínas são formadas por aminoácidos, que é a menor unidade, integradas por carbono, hidrogênio e oxigênio, porém com um radical ligado à sua estrutura. É importante para nosso organismo a ingestão dos aminoácidos essenciais, que não conseguimos produzir. As principais fontes são de origem animal, como carnes, ovos e leite, mas os vegetais, quando combinados entre si, também são boas fontes de proteína, com destaque para a soja.

   Os lipídios também são constituídos de carbono, hidrogênio e oxigênio, porém em maior quantidade; são insolúveis em água e têm maior os densidade energética. As principais fontes são os óleos vegetais, como de soja, milho, amendoim, entre outros.

2. b
3. Está distribuída por todo o nosso corpo, no líquido intracelular e extracelular. Desempenha funções como manutenção do volume sanguíneo, lubrificante, amortecimento, termorregulação e transporte de oxigênio e nutrientes, entre outras, porque as células apresentam canais de passagem livre para a água.
4. a
5. d

Capítulo 2
Questões para revisão
1. As vitaminas hidrossolúveis são aquelas das famílias C e B, e as lipossolúveis são as vitaminas A, D, E e K.
2. d
3. a
4. O folato está intimamente ligado ao feto na função de fechamento do tubo neural, por isso sua deficiência pode levar a uma má formação do tubo neural, acarretando prejuízos posteriores, como paralisia e lesões nervosas.
5. c

Capítulo 3
Questões para revisão
1. O aumento das necessidades nutricionais é estabelecido para proporcionar o crescimento e o desenvolvimento fetal adequados, além de suprir todas as demandas metabólicas e assegurar a manutenção do peso materno.
2. a
3. Alteração dentária; alterações no paladar; absorção prejudicada de nutrientes; dificuldade na aquisição e produção de alimentos; risco de desidratação.
4. c
5. d

Capítulo 4
Questões para revisão
1. O Programa de Alimentação do Trabalhador (PAT) foi instituído pela Lei n. 6.321, de 14 de abril de 1976, e, atualmente, encontra-se regulamentado pelo Decreto n. 10.854, de 10 de novembro de 2021.

2.

Bebidas	Suco de laranja
	Café preto
	Leite
	Água saborizada
Salgados	Minissanduíche de frios
	Folhado de legumes
	Pão de queijo
Doces	Lâminas de frutas com granola e iogurte
	Bolo de banana

3. d
4. a
5. d

Capítulo 5
Questões para revisão

1. Os métodos de avaliação nutricional podem ser segmentados entre métodos diretos e indiretos: os diretos são os inquéritos alimentares, a avaliação antropométrica e os exames bioquímicos; os indiretos são avaliação subjetiva global e exame clínico/físico.
2. O exame deve ser realizado iniciando pela região da cabeça até a região plantar. Deve-se observar o estado de cabelo, olhos, narinas, face, boca, pescoço, abdômen, membros superiores e inferiores, pele e sistemas (cardiovascular, neurológico, respiratório e gastrointestinal).
3. c
4. b
5. c

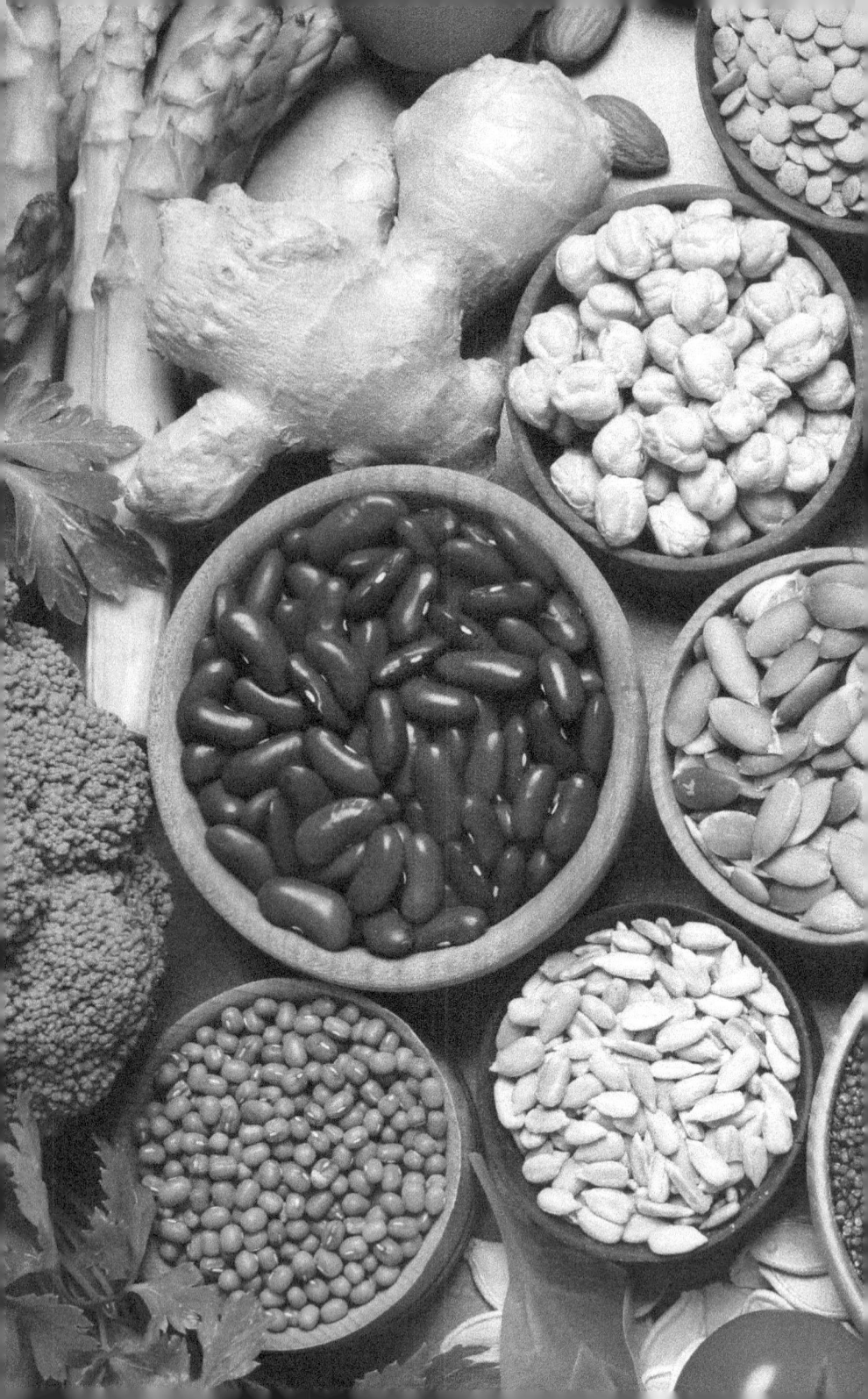

Sobre os autores

Alisson David Silva é doutorando do Programa de Ciências Farmacêuticas da Universidade Federal do Paraná (UFPR), mestre em Alimentação e Nutrição pela UFPR, especialista em Nutrição Esportiva pela Faculdade Integrada Espírita e graduado em Nutrição pela Faculdade Integrada Espírita e em Agronomia pela Pontifícia Universidade Católica do Paraná (PUCPR). É professor do curso de Nutrição do Centro Universitário Internacional Uninter.

Ana Paula Garcia Fernandes dos Santos é mestra em Alimentação e Nutrição pela Universidade Federal do Paraná (UFPR), especialista em Vigilância Sanitária e Controle de Qualidade Aplicado na Produção de Alimentos pela Pontifícia Universidade Católica do Paraná (PUCPR) e graduada em Nutrição pela UFPR. Atua como professora dos cursos de saúde do Centro Universitário Internacional Uninter. É conselheira do Conselho Regional de Nutricionistas da 8ª Região.

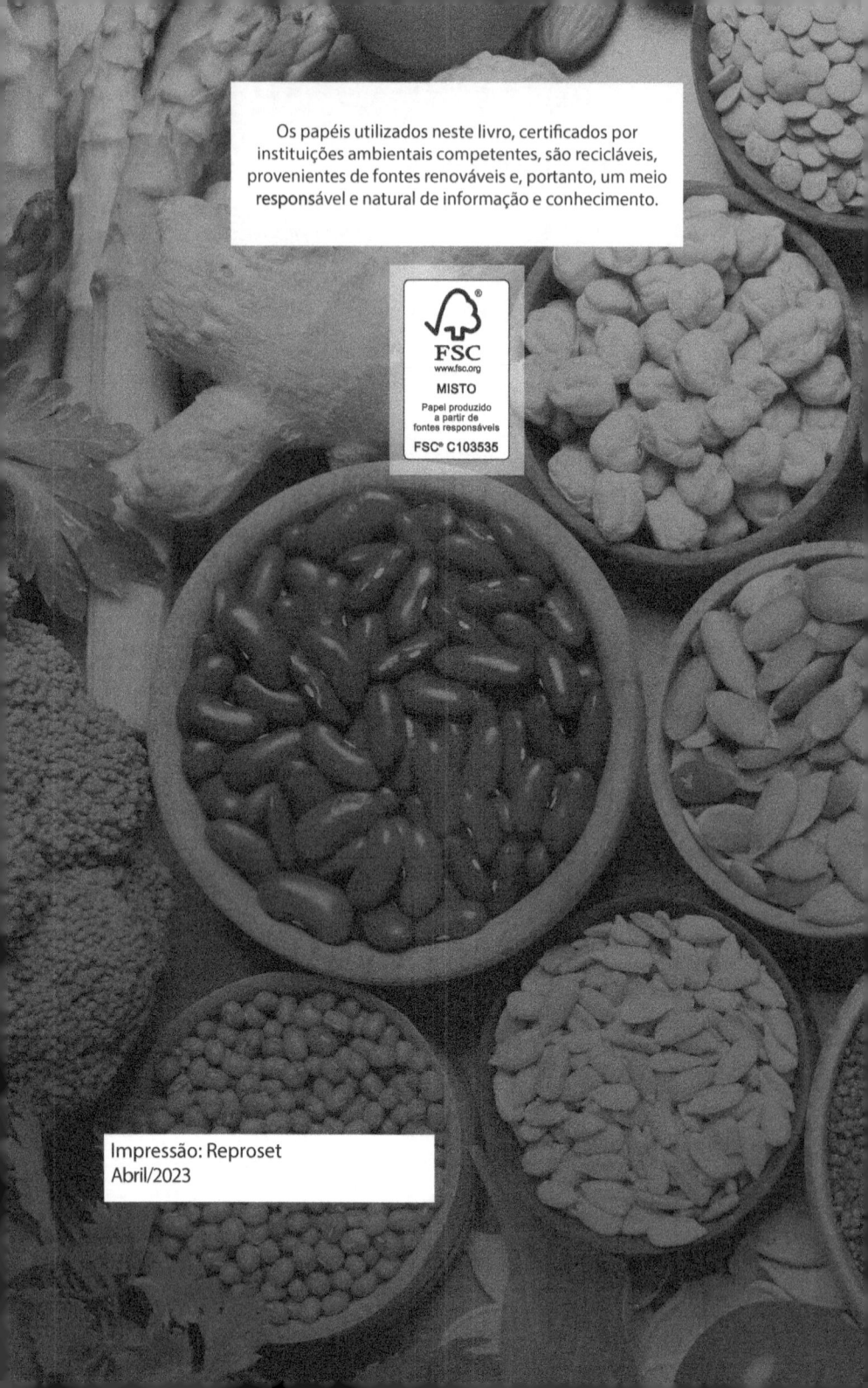

Os papéis utilizados neste livro, certificados por instituições ambientais competentes, são recicláveis, provenientes de fontes renováveis e, portanto, um meio responsável e natural de informação e conhecimento.

Impressão: Reproset
Abril/2023